受资助项目：Global Health 理念下广东居民传染病防控知识普及研究
（广东省省级科技计划项目）
编　　　号：2017A070713013

悄然的拜访者
——大众传染病防控

张定梅　主编

中山大学出版社
SUN YAT-SEN UNIVERSITY PRESS
·广州·

图书在版编目（CIP）数据

悄然的拜访者：大众传染病防控/张定梅主编．—广州：中山大学出版社，2019.9

ISBN 978 - 7 - 306 - 06599 - 5

Ⅰ．①悄…　Ⅱ．①张…　Ⅲ．①传染病防治　Ⅳ．①R183

中国版本图书馆 CIP 数据核字（2019）第 073245 号

出 版 人：王天琪
策划编辑：金继伟
责任编辑：张　蕊
封面设计：林绵华
责任校对：袁双艳
责任技编：何雅涛
出版发行：中山大学出版社
电　　话：编辑部 020 - 84110771，84113349，84111997，84110779
　　　　　发行部 020 - 84111998，84111981，84111160
地　　址：广州市新港西路 135 号
邮　　编：510275　　　　传　真：020 - 84036565
网　　址：http://www.zsup.com.cn　　　E-mail：zdcbs@mail.sysu.edu.cn
印 刷 者：广州市友盛彩印有限公司
规　　格：787mm×1092mm　　1/16　　11.75 印张　　250 千字
版次印次：2019 年 9 月第 1 版　　2019 年 9 月第 1 次印刷
定　　价：48.00 元

编　委　会

前　　言

说到朋友，可能很多朋友会想起歌词"朋友一生一起走"。人生路漫漫，朋友来相伴。然而，相伴的不只是朋友，还可能有可恶又可怕的传染病。因为它们可恶可怕又可恨，所以我们要去认识和了解它们，并做好防范和对策。

提到传染病，你会想到什么呢？是乙肝、艾滋病、水痘，是 2003 年的 SARS、2013 年的 H7N9 型禽流感，还是至今仍活跃在新闻报道上的登革热呢？

传染病曾一度威胁着人类的生存和发展。随着微生物学、流行病学的发展，公共卫生体系的建立，很多传染病得到了很好的控制，比如鼠疫、霍乱、黑死病，人类终于在一些传染病的阴影下得以喘息，值得一提的是，世界卫生组织在 1980 年 5 月 8 日宣布在世界范围内消灭了天花。

我们在传染病防治上取得较大的进步。如今，虽然心血管疾病和肿瘤成为居于人类死因榜榜首的病种，但传染病恶毒的爪牙却从未离我们远去。不仅一些传统的传染病没得到较好的防治，一些新发的传染病不断出现，如 SARS、登革热等，正所谓，"路漫漫其修远兮，吾将上下而求索"。

你可能知道乙型肝炎，但甲型肝炎、丙型肝炎、丁型肝炎、戊型肝炎，你了解多少呢？

你可能听说过埃博拉病毒病导致的可怕的出血症状，但你知道这种可怕的疾病是如何传播的吗？

你可能觉得小儿腹泻很常见，但当这发生在秋季时，你是否知道这可能和一种形如车轮的轮状病毒有关呢？

你可能听说过抗生素耐药日益严重，但你是否认为只要自己少使用抗生素，这一现象就与你无关呢？

　　曾经，克里斯托弗·哥伦布寻找新大陆，需历时两个多月从西班牙到达美洲。如今，高铁最高时速为 350 千米，民航客机的飞行速度达到每小时 800 千米，无论你现在身在何处，最快 24 小时内都可到达地球上的任何一座城市。曾经我们的祖辈采用驿送、信鸽、烽烟等方式长距离传递消息，且不论其速度，能否将信息顺利传达至目的地就是一个大挑战。如今，几乎每人都拥有智能手机，只需动一动手指便可获取诸多信息。交通运输方式和通信技术的日益革新弥合了洲与洲、国与国之间的天然鸿沟，人便其行，货畅其流。

　　密切的经济交流加速了世界范围内的人口流动，各类传染病更是有了可乘之机。病原体或潜伏在人体内，或借助媒介生物甚至物品周游各国，一旦有机会便想方设法扩张领地，对人类造成一次又一次的伤害。2003年，SARS 首发于我国广东顺德，随后快速扩散至东南亚一带及全世界；艾滋病起源于非洲，如今肆虐全球，2017 年我国艾滋病的死亡人数位于乙类传染病死亡人数之首；20 世纪 40 年代，经蚊虫叮咬传播的寨卡病毒在非洲被发现，经由伊蚊的助力，如今各国仍不断有寨卡病毒游历的新痕迹……类似这般牵一发而动全身的例子不胜枚举。

　　全球化的今天，政治、经济、文化、健康等领域没有一片土地可以独善其身，全球健康（Global Health）理念应运而生。虽尚未有明确统一的定义，但各类说法的核心都是以全球的视野、动用全球性的资源来应对跨越国界的健康问题。世界卫生组织、联合国儿童基金会、全球疫苗免疫联盟、红十字国际委员会等都是全球健康理念的践行者。

　　全球气候改变、城市化进程加快、环境污染、食品安全这些促进传染病流行的因素都威胁着现代人的健康。想要提升全球健康水平，需要努力改善和发展的不仅仅是医学，人口学、经济学、社会学等多学科都应参与其中。因此，除了国际合作，全球健康理念也倡导多学科交流。我们只有联合行动、全面协调，才能快速、高效地处理问题。

　　另外，一体化健康（One Health）的概念由里克·韦斯于 2003 年在《华盛顿时报》第一次提出，他认为人类、牲畜、野生动物的健康问题不应该被单独看待，人类的健康与动物、环境是互相联系的，倡导以多学科合作的思路来解决全球健康问题。因此，我们应当还动物一片净土，不为观赏和一时口欲而破坏他们的生存环境，甚至剥夺它们的生命。

广东是我国的"南大门"，由于其特殊的地理位置、气候、社会学特点，常成为我国最先暴发传染病疫情的区域。一方面，广东属亚热带气候类型，降水多、湿度大，滋养了种类繁多的蚊子，为登革热、寨卡病毒病、基孔肯雅热等传染病的传播提供了生物媒介，适宜的温度也使病原体繁衍生息成为可能。另一方面，很多病原体借助振翅高飞的鸟儿进行高空旅行，这其中就包括禽流感病毒。全球有8条候鸟迁徙的途径，广东省恰好是其中东非、澳大利亚迁徙路线的途径地，是我国重要的候鸟中转站和停歇地。广州南沙湿地公园、肇庆星湖、韶关车八岭自然保护区都是著名的观鸟圣地，每年都吸引不少游客和摄影爱好者前往。如果人们在观赏时不慎接触到携带病原体的鸟儿或鸟类粪便，那么，很有可能会感染传染病。

作为改革开放的前沿阵地，广东也是我国的人口大省、贸易大省，有大量的外来务工人员。他们的居住环境较为拥挤，卫生状况差，且他们大多收入微薄、卫生意识也较差，生病后通常不会及时就诊，一旦感染传染病，极有可能在他们工作、生活区域小范围内引起传染病的暴发。

广东省的外贸对象主要是东南亚、非洲、中东等国家，经济的往来促使广东省与这些地区人员的密切交往。因此，对于这些国家的登革热、基孔肯雅热、埃博拉出血热等，我们必须时刻警惕。广东省在登革热流行期间，对各市2 446个监测点进行伊蚊和伊蚊幼虫密度监测；针对流感，在21个地市选择了综合医院作为流感哨点监测医院，采集流感患者的呼吸道分泌物来进行病原体检测，同时，也严格管理活禽市场，采取了经营区域限制、临时性休市、"零存栏"等措施以防控禽流感。广东省有广州、深圳两座大城市，与周边地区和国家交往频繁，流动人口多，独特的地理位置和历史背景赋予广东不一样的魅力，也使广东省的传染病防控一直在压力中前行。

本书的各个篇目立足广东，并基于全球健康的理念，向读者介绍多种不同传染病的病原学特征、流行状况、防控知识，以及广东省在传染病发生与传播中的独特作用。希望读者们都能从中有所收获，不仅了解这些传染病的相关知识，更能建立时刻预防的意识，不给传染病可乘之机！

目　　录

笑傲江湖

——流感与禽流感

从前，有一人因练成了一门武林秘籍，称霸东方，成为江湖传奇，他/她就是东方不败。但是，还有一个比东方不败更久远、更厉害的大魔王，独步武林却从未失败，它就是不容小觑的流行性感冒病毒，其引起的疾病称为流行性感冒（influenza）。

流行性感冒，简称"流感"，可以说是传染病中的江湖大哥了。这老江湖纵横传染病业内多年，德不高望不重，但武艺高强，我们人类对其恨之入骨却又无可奈何。"流感"一词来自意大利语"influenza di freddo"，意思是"受寒冷的影响"[①]。可见，古人把流感发生的原因归于天气。每年到了冬季和春季，总会出现很多有咳嗽、发热、流鼻涕、浑身酸痛等症状的病人。有些病人适当休息，大概一周就痊愈。而有些病人，如小朋友、老人，除了出现以上的症状，可能还会出现肺炎或其他并发症，甚至可能死亡。2018 年年初，一篇《流感下的北京中年》记录了作者的岳父——一个 50 岁出头的男性，从流感到肺炎，从门诊到重症监护室（ICU），患病 29 天而死亡的经历。

流感的概述

在呼吸道疾病中，75% 的流感是由呼吸道病毒引起，如鼻病毒、冠状病毒等。冠状病毒家族的新成员 SARS，曾在 2003 年暴发。这些病毒被称为流行性感冒病毒。进入 20 世纪以来，流感病毒曾有过几次大规模的暴发，影响较大的当属 1918 年的西班牙大流感了。引起那次大流感的是 H1N1 流感病毒，死亡人数 2 000 万～5 000 万人，主要是 20～40 岁的青

---

① 郭醉元、李东力：《甲型 H1N1 流感的流行病学与预防控制》，载《沈阳部队医药》，2010 年第 1 期，第 62—63 页。

年患病。1957 年，流感病毒整合了野鸭和人类流感病毒基因，形成了一种新的叫 H2N2 的流感病毒，首先在中国贵州发起进攻，继而扩散至亚洲，再到全球，史称"亚洲流感"。该次主要感染的对象是儿童。这次流感造成全球约 200 万人死亡。1968 年的"香港流感"，顾名思义，这次流感首发是在香港，是 H3N2 流感病毒闹了点脾气，不分男女老少全部攻击，蔓延到东南亚以及澳大利亚、非洲、南美和欧洲，夺去 100 万人的生命。1977 年 1 月，"俄罗斯流感病毒"（H1N1 流感病毒）在苏联出现并流行，这次死亡人数没有确切统计。人类试着在这些流感大流行中通过高大上的基因进化分析寻找流感病毒进化的规律，用以控制流感病毒。可是不同流感病毒亚型之间竞争很激烈，每次大流行都是最能适应环境的流感病毒亚型获胜，有时流感病毒还强强联合形成新的型别，以便影响最大化。不过近年来分子诊断技术发展迅速，便于诊断流感病毒的基因型。

　　每年世界各地都会有流感发生，引起局部暴发或中等强度流行，特别是老牌流感病毒 H3N2、H1N1 和乙型流感病毒，它们分别或共同引起每年的季节性流感流行。据世界卫生组织估计，全球每年流感的季节性流行可导致 29 万~65 万人死亡。1999—2000 年，欧、美、亚三洲暴发了中度以上的流感，引起流行的毒株是 H3N2 亚型流感病毒。2009 年，甲型 H1N1 流感（简称"甲流"）在全球范围内大规模流行，这种新型的 H1N1 流感病毒起源于北美洲。据世界卫生组织 2009 年 12 月 30 日公布的疫情通报，截至 2009 年 12 月 27 日，甲型 H1N1 流感病毒在全球造成至少 12 220 人死亡。这次的甲流，据说是 21 世纪以来首次的流感大流行，大多数患者的年龄在 25 岁以下，病情严重的感染者年龄在 25 ~ 50 岁；原有慢性疾病者，出现并发症的风险增加[1]。在中国，2009 年 31 个省市累计报告甲型 H1N1 流感确诊病例 120 498 例，死亡 648 例[2]。

2018 年流感流行

　　根据美国疾病预防控制中心的数据，2018 年伊始，美国遭遇了第一

---

　　① 张玲霞、王永怡、陈文等：《2009 年全球传染病疫情聚焦》，载《传染病信息》，2010 年第 23 卷第 1 期，第 4—7 页。

　　② 中国卫生部：《中国卫生部甲型 H1N1 流感防控工作报告》，2009 年。

波流感死亡高峰，2018 年年初，由流感引起的死亡人数就高达 1 141 人。作为世界超级大国的美国可恐慌了，这时候《华尔街日报》的一篇报道，使京都念慈庵川贝枇杷膏成为治疗流感的网红药物①，着实长了中国中药的威风。中药确实对流感病毒有抑制作用，但是流感病毒对中国的感情可是很深厚的，1957 年的"亚洲流感"、1968 年的"香港流感"都是首发于中国（1977 年的"俄罗斯流感"据说来自中国东北地区，也有学者把1918 年"西班牙流感"归因于第一次世界大战期间参与战争的中国劳工）。由此可见，中国是流感病毒重要的发源地之一。中国疾病预防控制中心专家表示，2018 年流感流行程度是近年最严重的。2018 年的第 1 周，中国无论南方还是北方，流感样病例就已经高于 2015—2017 年同期水平，流感病毒检测阳性率均高于过去 3 年同期水平，流感确诊住院与重症病例数也有所上升②。

禽流感在人间流行

20 世纪末，流感病毒家族的禽流感病毒也加入了感染人类的队伍，一同兴风作浪。人类一直认为禽流感病毒只感染禽类，不会跨越物种传播给人类。在全球化的今天，流感病毒也改变了策略，禽流感病毒兄弟经过努力，终于跨越了种属障碍，引起多次人类禽流感暴发和流行，而且"战绩"辉煌，致病能力比老牌的人类流感病毒有过之而无不及。

1997 年 5 月，香港 1 名儿童因感染 H5N1 型禽流感病毒而死亡，成为世界上首例经过实验室确证的人感染 H5N1 型禽流感病例③。这次香港禽流感病毒感染人的事件震惊了全球，被美国新闻机构评为 1997 年世界三大科技新闻之一，之后又有 18 人的分泌物被证实存有这种病毒，其中有

---

① 杨莉萍：《从 1918 到 2018：回望百年大流感!》，见搜狐博客（http://www.sohu.com/a/228745353/386893）。

② 中国疾控中心传染病处、国家流感中心：《近期我国季节性流感流行情况与防治知识问答》，见中国疾病预防控制中心（http://www.china.cdc.cn/jkzt/crb/bl/lxxgm/zstd/201801/t20180108_ 158017. html）。

③ Subbarao, K, A. Klimov, J. Katz, et al. Characterization of an avian influenza A (H5N1) virus isolated from a child with a fatal respiratory illness. In Science, 1998, 279 (5349)：393—396.

6 人死亡①。

随后禽流感病毒感染人的事件频频登台，按照时间顺序，我们来看看禽流感对付人类的把戏。1998 年 8 月，广东省韶关市发现 4 例 H9 型禽流感病毒感染人的病例②；1999 年 11 月，广州市发现 1 例 H9N2 型禽流感病毒感染人的病例③；2003 年 4 月，荷兰发生 H7N7 型禽流感，病例人数达 80 例④；2003 年至 2010 年年底，全球经 WHO 公布的实验室确诊人感染 H5N1 型禽流感病例已经高达 516 例，病死率为 59.30%，东南亚地区疫情最为严重⑤；2003 年至 2011 年，全球高致病性禽流感疫情主要由 H5N1 亚型流感病毒引起，四川省和江西省还分别首次出现人感染 H5N6 和 H10N8 型禽流感病毒死亡病例⑥；2013 年 3 月，全球首次发现人感染 H7N9 禽流感病例⑦，长江三角洲和珠江三角洲地区是人感染 H7N9 型禽流感的高发地区⑧；从 2013 年 2 月至 2016 年 9 月，中国共发生过 4 次 H7N9 型禽流感流行；自 2016 年 9 月，第 5 次人感染 H7N9 型禽流感疫情不仅比往年开始得更早，而且病例数增加得也很迅速⑨。

---

① 于康震、陈化兰、唐秀英：《'97 香港禽流感》，载《中国预防兽医学报》，1998 年第 3 期，第 187 页。

② 邹毅、李永龄、叶建洲等：《韶关市发现禽（H9N2）流感病毒感染人的监测报告》，载《中华流行病学杂志》，2000 年第 21 卷第 4 期，第 187—303 页。

③ 彭国文、倪汉忠、陈伟师等：《广东省 1999—2000 年流感监测结果分析》，载《疾病监测》，2001 年第 16 卷第 3 期，第 97—98 页。

④ 黄文金、宋诚本、赖天然等：《人禽流感疫情分析及其防控策略探讨》，2011 中国国境卫生检疫学术大会，2011 年。

⑤ WHO. Cumulative number of confirmed human avian influenza A／（H5N1）Reported to WHO.

⑥ 朱迪国、宋建德、黄保续：《当前全球禽流感流行概况及特点分析》，载《中国动物检疫》，2015 年第 3 期，第 41—47 页。

⑦ 龚震宇：《全球流感最新疫情动态和 2018 年南半球流感季节使用流感病毒疫苗组分的建议》，载《疾病监测》，2018 年第 33 卷第 1 期，第 84—85 页。

⑧ 王琦梅、刘社兰、陈恩富：《人感染 H7N9 禽流感流行病学研究进展》，载《中华预防医学杂志》，2017 年第 51 卷第 2 期，第 183—187 页。

⑨ Zhou, L, R. Ren, L. Yang, et al. Sudden increase in human infection with avian influenza A（HTN9）virus in China, September – December 2016. In Western Pac Surveill Response J, 2017, 8（1）：6—14。

尽管人类采取积极的控制措施，但禽流感病毒在亚洲仍未能被清除，成为地方病，特别是 H5N1 型禽流感病毒①。世界卫生组织和各地的专家们一致认为：人类正处于高致病性禽流感病毒大流行的警戒期②。

流感的致病与疾病负担

大家对流感的临床表现也比较熟悉，包括发热、咳嗽、咽痛、流涕、鼻塞、畏寒、头痛、全身酸痛、乏力等，而禽流感主要表现为高热、咳嗽、肌痛等，多伴有严重的肺炎。流感致患者死亡的原因不是流感病毒，它是打开城门的帮凶，流感病毒一般只会引起呼吸道感染，但因为呼吸道细胞破坏严重，导致身体多系统的病变。肺炎是最严重的经常危及生命的并发症，其他的并发症包括支气管感染、耳道感染、心肺疾病的恶化和哮喘等。患病会影响患者个人学习、工作和生活。患病的人多了，社会的生产、经济等自然也受到影响。世界卫生组织表示每年的季节性流感流行会造成 5%～15% 的人感染，导致 500 万人住院，其中有 20 万～30 万人死亡③。

流感大流行与季节性流感不同，因季节性流感所致死亡患者多为体质较弱的老人、年幼多病或带有基础疾病者④。流感大流行死亡的患者没有年龄、性别的差异。1918 年的西班牙流感大流行期间，《美国医学会杂志》报道："一个健康人下午 4 点首次出现症状，于次日上午 10 点死亡。"一名美国军医在信里这样写道："从发病到死亡，只需几个小时……太可怕了！人们站在那儿就可以看到一个、两个或二十个可怜的家伙像苍蝇一样倒下……"这在当时引起了巨大的社会混乱和恐惧。据说第一次世界大战中，德国因这次流感在最后不得不放弃即将到手的胜利果实，宣布投降。2009 年的"甲型 H1N1 流感"大流行，在流感暴发的地

---

① 张忠鲁：《大流行性流感：古老的疾病，人类的灾难》，载《医学与哲学》，2005 年第 26 卷第 16 期，第 17—21 页。

② WHO. Current phase of alert WHO global influenza preparedness plan, 2007.

③ WHO. http://www.who.int/me-diacentre/factsheets/fs211/zh/, 2014 (3).

④ Keren, R, T. E. Zaoutis, S. Saddlemire, et al. Direct medical cost of influenza-related hospitalizations in children. In Pediatrics, 2006, 118 (5): e 1321.

区和国家，大多数患者为 25 岁以下的青年人，大多数危重和死亡病例年龄为 30 ～ 50 岁。

高致病性禽流感被国际兽医局列为一类烈性传染病，在禽类间的流行造成大量禽类死亡和重大的经济损失，一些暴发禽流感的地区或国家禽畜业遭受毁灭性打击。而禽流感病毒感染人的戏码持续上演，在一些地区甚至成为常态，造成社会恐慌、经济阻滞、旅游与贸易暂停等一系列的不良连锁反应，对社会的发展危害不小。禽流感流行对流行地区的养禽业造成危害的同时，还威胁食品安全和公共安全。在 1997 年 H5N1 型禽流感病毒感染人疫情发生后，接连发生轰轰烈烈的禽流感病毒感染人的疫情，2013 年又首发 H7N9 人型禽流感。这些年，人们对于鸡一度恐慌，谈鸡色变，过年的餐桌上出现了无鸡也成宴的场景！可恶又可怕的禽流感，确实是"吃货"路上的大障碍！

流感病毒结构特点

流感病毒按照传播途径被归类为呼吸道病毒（呼吸道病毒是指以呼吸道为侵入门户，在呼吸道黏膜上皮细胞增殖，引起呼吸道局部感染或呼吸道以外组织器官病变的病毒）。我们把流感病毒看成一个城堡样的结构，这个城堡呈球形，直径 80 ～ 120 纳米，城堡中心是流感病毒的核心 RNA，一共有 7 ～ 8 个分节段的 RNA，被核蛋白覆盖，可编码不同的病毒蛋白。根据流感病毒的核蛋白和基质蛋白，流感病毒分为 A、B、C、D 四型（也可以说是甲、乙、丙、丁四型）。城堡最外层是城墙，我们称为包膜。包膜上镶嵌着流感病毒的两种蛋白，分别是血凝素（HA）和神经氨酸酶（NA）。根据 HA 和 NA 抗原性的不同，A 型流感病毒分为很多亚型，至今发现的 HA 有 18 种抗原，NA 有 11 种抗原[1]。A 型流感病毒宿主多样，除了人类以外，还包括鸟类（如家禽）和其他部分哺乳动物（如猪、马、猫、虎、水貂）[2]。B 型流感病毒未划分亚型，包括两个系，

---

① USA CDC. Types of influenza viruses. https://www.cdc.gov/flu/about/viruses/types.htm.

② Webster, R G, W. J. Bean, O. T. Gorman, et al. Evolution and ecology of influenza A viruses. In Curr Top Microbiol Immunol, 1992, 56（1）：359—375.

YAMAGATA 和 VICTORIA 系，主要感染猪和人类，也会感染马、狗、海豹等。C 型流感病毒未发现亚型，除了感染人类，也会感染狗、骆驼等动物。D 型流感病毒主要感染牛、羊、猪、人等，如图 1 - 1 所示①。

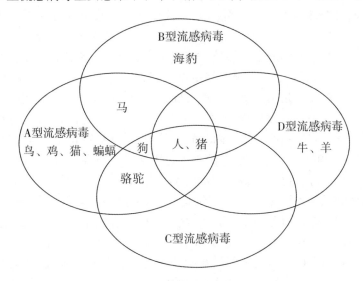

图 1 –1　流感病毒宿主分布

　　A 型流感病毒在各种不同宿主中，亚型的分布也不同，所有的 A 型流感病毒的 HA、NA 亚型均能从禽类中找到，而水禽被认为是甲型流感病毒的天然储存库②。这么说来，我们以上说的可怕的流感大流行，禽流感都是 A 型流感病毒引起的。H1N1、H5N1、H3N2、H9N2、H7N9 等都是 A 型流感病毒的不同亚型。禽流感是流感病毒中的 A 型流感病毒在禽类引起的传染病，人禽流感是人类感染 H5N1、H9N2、H7N9 亚型等禽流感病毒中的某些毒株导致的一种急性呼吸道传染病。

　　①　Bailey，E S，et al. The continual threat of influenza virus infections at the human-animal interface：What is new from a one health perspective? In Evol Med Public Health，2018，2018（1）：192—198.
　　②　蒋露芳、姜庆五：《甲型流感病毒宿主特异性研究进展》，载《中华疾病控制杂志》，2005 年第 9 卷第 1 期，第 53—57 页。

流感多次引起流行的原因

你们可知道，为了 1997 年香港禽流感病毒感染人这件大事，禽流感病毒做了多少奋斗吗？变异、被人类适应、重组基因、再变异……因为不改变，就只有消失的命运。流感病毒的分节段 RNA 注定了流感病毒是个变化无穷的"大魔王"，流感病毒的变异机制主要有抗原性漂移和抗原性转换。抗原性漂移是基因组发生点突变，变异幅度小，属于量变，一般造成流感小的或中等程度的流行（如图 1 - 2 所示）。抗原性漂移的原因在于流感病毒复制增殖的时候，因为病毒基因组 RNA 分节段，其 RNA 多聚酶没有校对功能，子代的病毒不完全复制成亲代病毒[1]，从而发生变异。同时，流感病毒通过不断改变其抗原性来逃避宿主（包括人和动物）特异性免疫的识别和清除。一旦人体针对原来的流感病毒产生抗体，或者通过疫苗预防流感，流感病毒只能通过变异寻找生存空间，可以说，流感病毒的变异，一定程度上也是人类免疫造成流感病毒生存压力的结果[2]。抗原性转换是指人群中出现了新的流感病毒亚型，变异幅度大，属于质变，可引起世界流感大流行。抗原性转换的机制学说中，基因重组的假说最受关注（如图1 - 3所示）。前面我们介绍了流感病毒基因组是分节段的RNA，同一个宿主如果感染多种流感病毒，流感病毒的基因可发生互换，即形成基因重配，产生新的流感病毒突变株[3]。人类对变异了的新流感病毒亚型毫无免疫力，从而引发流感流行。

禽流感病毒通过抗原漂移或抗原转换的方式，整合了人流感病毒的片段，如果可结合人体细胞，就有可能感染人，出现人禽流感流行。20 世纪发生的几次流感大流行都是由禽流感病毒直接或间接（如通过猪等中间动物）与其他流感病毒进行基因重组，人群对变异后的病毒没有相应

---

① Webster, R G, W. J. Bean, O. T. Gorman, et al. Evolution and ecology of influenza A viruses. In Curr Top Microbiol Immunol, 1992, 56（1）: 359—375.

② Wilson, I A, et al. Structural basis of immune recognition of influenza virus hemafflutinin. In Annu Rev Immunol, 1990, 8: 737—771.

③ Reid A T, T. Fanning, T. Janczewski, et al. Characterization of the 1918 "Spanish" influenza virus neuraminidase gene. In Proc Natl Acad Sci USA, 2000, 97（12）: 6785—6790.

HA和（或）NA点突变前
HA和（或）NA点突变后

图 1－2　流感病毒抗原性漂移

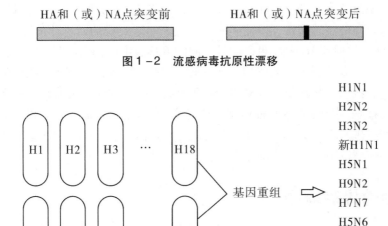

H1
H2
H3
…
H18
N1
N2
N3
…
N11
基因重组
H1N1
H2N2
H3N2
新H1N1
H5N1
H9N2
H7N7
H5N6
H7N9
…
H?N?

图 1－3　流感病毒抗原性转换

的抗体保护所导致。引起 2009 年的“甲流”大流行的流感病毒 H1N1，包含有猪流感病毒、禽流感病毒和人流感病毒 3 种流感病毒的基因片段，这些基因片段进行重配，产生新型“甲型 H1N1 流感”病毒。1918 年西班牙流感也是 H1N1 亚型流感病毒引起，它们是同一种亚型，但是内部已经发生了基因的改变，是一种全新的 H1N1 型流感病毒。研究认为，我国 H7N9 型禽流感病毒起源于华东地区禽类[①]，H7 基因片段来自浙江鸭群[②]，而 N9 基因片段来自江苏洪泽湖花脸鸭[③]。浙江省毗邻江苏省，禽类似乎像走亲戚一样就整合出了新的禽流感病毒。

---

① 李向莲、李幼平：《人感染禽流感病毒 H7N9 的流行和防治：证据、挑战与思考》，载《中国循证医学杂志》，2013 年第 13 卷第 7 期，第 780—784 页。

② Badulak，A. Human infections with the emerging avian influenza A H7N9 virus from wet market poultry：clinical analysis and characterization of viral genome. In Lancet，2013，381（9881）：1916—1925.

③ Xiong，C，Z. Zhang，Q. Jiang，et al. Evolutionary characteristics of A/Hangzhou/1/2013 and source of avian influenza virus H7N9 subtype in China. In Clinical Infectious Diseases，2013，57（4）：622—U272.

甲型流感病毒的 HA 有 18 种抗原，NA 有 11 种抗原，它们可以任意组合形成新的流感病毒，即使同一种亚型，如以上说的西班牙流感 H1N1 和 2009 年的甲流 H1N1，也已经是不同的流感病毒，都会引起大流行！那怎么办？可以预测吗？遗憾的是，目前人们基本没办法预测下一次的流感大流行，按照以往规律，大概 30～50 年会发生一次流感大流行，每次大流行，都是由新的流感病毒亚型，或者变异的流感病毒亚型（和以前相比已经发生基因变异，如以上说的引起西班牙流感的 H1N1 和引起 2009 年甲型流感的 H1N1）引起。

流感的传播途径

大家都有这样的经历，家里或宿舍里一个人患了流感，很快就会一家人、一个宿舍的人都可能患病。流感主要是通过呼吸道传播，冬季和春季是流感高发季节。病人和潜伏期隐性感染者是流感的主要传染源，从潜伏期末到出现临床症状后 8 天内均有传染性[1]。流感病毒主要存在于患者的鼻涕、痰和唾液中，流感患者打喷嚏和咳嗽时喷出的飞沫含大量病毒，这些飞沫以空气为介质，在空气中散播。如果在人群聚集的场所，通风不良，空间内空气中病毒浓度较高，体弱者容易受到感染。特别是在冬季和春季，温度和湿度适宜病毒的存活，而且因为天气还比较寒冷，人们很少进行通风换气（亲爱的读者，不管你是否是病人，流感高发季节去往人多的场所戴好口罩，可以预防自己感染，如果自己是病人，可不要成为传播大使啊）。手接触被流感患者呼吸道分泌物污染的物体后，再触摸自己的嘴、鼻子或眼睛，也可被感染[2]。勤洗手、多通风是预防流感的重要手段。还有潜伏期的病人和隐性感染者带有病毒但是暂时没有发病的表现，更容易传播病毒。现在知道为什么密切接触者要进行医学隔离观察了吗？就是为了防止潜伏期或隐性感染者把病原体传播给更多的人。

---

① Patel，M，et al. Pandemic（H1N1）2009 influenza. In British Journal of Anaesthesia，2010，104（2）：128—142.

② 叶冬青：《甲型 H1N1 流感的流行与应对》，载《中华疾病控制杂志》，2009 年第 13 卷第 3 期，第 215—218 页。

禽流感的传播途径

　　禽流感的传播途径除了和流感一样经过呼吸道传播（空气为介质），还有密切接触感染的禽类及受病毒污染的水、粪便和分泌物等。如职业养鸡、鸭、鹅等禽类的人们，在活禽市场销售、屠宰禽类的人们，还有去购买禽类食品的人们，他们近距离接触和直接接触病死禽的机会较多。研究表明，城市病例感染方式主要是暴露于活禽市场，农村病例是间接或直接接触病死禽①。这是人感染禽流感的途径，而人传人有一定的局限性，目前还不能确定，但是可能性在增加②。

　　或许你会觉得奇怪，本地的、自己养的禽类（如走地鸡、土鸡、土鸭等），不在发生禽流感的地区，为何会发生禽流感？难道禽流感病毒有翅膀会飞？禽流感病毒不会飞，但是携带禽流感病毒的禽类会飞，还可以飞得很远。那么，禽流感病毒如何传播到全世界？世界动物卫生组织认为，禽流感病毒传播方式主要有两种：一种是通过迁徙野鸟传播，另一种是借用国际禽类贸易体系的便利条件传播③。研究表明，世界上候鸟迁徙路线有8条，这些迁徙路线有很多复杂的重叠交汇区集中在北极圈附近，形成不同候鸟种群间的互相感染和候鸟栖息地环境的污染，从而造成了禽流感病毒远距离传播和循环。禽流感疫情与候鸟迁徙十分相关。

　　现代交通工具的飞速发展，加快了世界经济贸易的快速流通，也为禽流感病毒的传播创造了条件。在禽流感中还有一个角色不得不提——猪。如我们前面所说，禽流感病毒可以跨越种属屏障传播给人，猪可是起到了"媒人"的作用。禽流感病毒是感染禽类的，人流感病毒是感染人的，它们之间有种属的屏障作用，井水不犯河水。但是猪可以感染这两种流感病毒，作为流感病毒的"混合器"，它能将流感病毒传播给人或禽类。怎么

---

　　① 向妮娟等：《2005—2009年中国人禽流感（H5N1）病例流行病学特征分析》，载《实用预防医学》，2010年第17卷第6期，第1070—1073页。

　　② Parmley，E J，N. Bastien，T. F. Booth，et al. Wild bird influenza survey，Canada，2005. In Emerging Infectious Diseases，2008，14（1）：84—87.

　　③ 高彦生、王冲：《2006年全球禽流感流行形势分析》，载《检验检疫学刊》，2006年第16卷第2期，第3—8页。

混合呢？猪上皮细胞可被人流感病毒和禽流感病毒感染，猪感染了两种本来有种属障碍的流感病毒，成为病毒毒株间基因重组的活载体①②（如图1-4所示）。

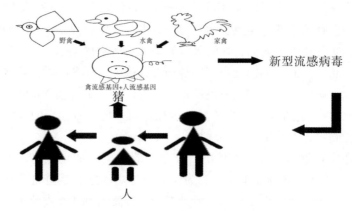

图1-4　新型流感病毒制造

　　简单来说，猪的体内既有禽流感病毒"接收器"，也有人流感病毒"接收器"，禽流感病毒和人流感病毒在猪体内相遇，碰撞出火花，整合出带有禽类基因的可以感染人的流感病毒。经过这样的基因重组，流感病毒变异成为新的流感病毒，在人间感染、流行甚至大流行。引起1957年"亚洲流感"和1968年"香港流感"的H2N2和H3N2毒株都是重组病毒，都经过了猪体的加工传播给人类的③。

预防与控制流感、禽流感

　　流感病毒变化多端，无法预测，我们难道就束手就擒吗？我们的生活

---

　　① Ito, T, Y. Kawaoka, A. Vines, et al. Continued circulation of reassortant H1N2 influenza viruses in pigs in Japan. In Archives of Virology, 1998, 143（9）：1773—1782.

　　② Claas, E C J, Y. Kawaoka, J. C. D. Jong, et al. Infection of Children with Avian-Human Reassortant Influenza Virus from Pigs in Europe. In Virology, 1994, 204（1）：453—457.

　　③ 陈义祥、蒙雪琼：《猪流感病毒在世界范围内的流行情况及公共卫生意义》，载《微生物学通报》，2008年第35卷第4期，第582—588页。

能离开禽类和猪吗？有些朋友认为不吃禽类和猪就安全了，但是候鸟迁徙导致的禽流感病毒的广泛传播，我们人类可以阻止其发生吗？面对流感与禽流感，我们从来就是像鲁迅先生说的那样，直面"惨淡"的疫情，拿起武器作斗争。人类的发展史，一直以来就是和疾病的斗争史，无论结果如何，积极是我们的态度。如前所述，禽类是所有甲型流感病毒的宿主，而一旦动物感染疾病、气候环境改变或恶化，我们人类不可能独善其身。引起人类疾病的约百分之七十的病原体源于动物，可以通过家禽或野生动物传播给人类，如禽流感、狂犬病、布鲁氏菌病和牛海绵状脑病，引发全球公共卫生危机。

预防和控制流感与禽流感，要从环境、动物、人多个方面同时进行。健康的野禽迁徙时，途经禽流感病毒流行区，会因接触途经地被病禽污染的环境（如土壤、水源）而感染。而携带有病毒的候鸟，在迁徙中也会与途经地的禽鸟等留鸟接触，通过食物、水和粪便污染途经环境①。在同一环境中的家禽通过接触当地留鸟而感染禽流感，候鸟迁徙的特点使其所携带的病毒通过这样的途径在家禽、留鸟、候鸟之间互相传播，进而可能传播给密切接触禽类的人群，包括饲养、销售、购买、食用禽类的人。对于野禽，联合国粮农组织宣布捕杀野禽无助于预防未来禽流感的暴发。美国的生物多样性专家佩里表示，生物多样性的破坏会导致禽流感的蔓延。"绿水青山就是金山银山"，同样，保护野禽、野生动物栖息地，保持生物多样性，也是在保护我们人类自己。对此，畜牧部门和林业部门建立相应的控制和监测系统，切断传播途径，尽量避免野禽和家禽的接触，这种方法已被证明是行之有效的。一旦野禽发生流感疫情，我们应迅速行动，科学处理，如关闭景点或保护区、栖息地，防止人与野禽的接触，对死亡的野禽进行无害化处理，对病禽进行隔离观察治疗，定期清理禽类粪便并消毒等，对与野禽密切接触的人员和疫区内的人员进行宣传和追踪调查②。

以上说的是对户外禽类的措施，那我们还要不要与大自然亲密接触？

---

① 李井春、赵凤菊、于学武等：《野鸟在禽流感流行病学中的作用研究进展》，载《中国畜牧兽医》，2010 年第 37 卷第 7 期，第 178—180 页。

② 闫春轩：《黄河湿地三门峡库区野鸟禽流感防控的回顾与思考》，载《兽医导刊》，2015 年第 15 期，第 34—36 页。

要的，与大自然和谐相处，走进大自然的方式方法需要合理、科学。对户内饲养的家禽呢？要注射疫苗，在疫情发生的地区还要对家禽进行强化疫苗预防，根据疫情强度对一定范围内的禽类进行捕杀和无害化处理。在贸易方面，对发生禽流感疫情的国家或地区通过禁止出口禽类产品控制疫情的蔓延。联合国粮农组织呼吁通过给家禽搭建棚舍避免家禽和野禽直接接触，如果不能实施，则要保证家禽水源的卫生，因为家养水禽可能和野禽共用同一水源而被感染。

人类健康遇到的问题，依靠单一的部门或学科是无法解决的，面对一直"笑傲江湖"的流感，团结就是力量！世界卫生组织建立了全球流感监测网络，在世界各成员国和地区建立流感监测网络实验室和哨点医院，严密监控流感动态，及时掌握流行情况，科学制定策略。2000年起，中国与世界卫生组织合作开展流感监测合作，发现中国是引起人流感病毒大流行毒株多发地，同时也是流感病毒新变异株的多发地①。对流感的流行实行监测，也被认为是流感防控的最好办法。

那我们个人要做什么，怎么做？就是要爱护我们赖以生存的环境，树立环保意识，随手环保，从我做起。另外，勤洗手太重要了，流感季节（冬、春季）少去人群聚集的地方，特别是老人和小孩子，患病了要及时就医。有些朋友认为，出现感冒症状赶紧吃几颗抗生素，好像病就会好了，有些时候侥幸的人确实就没啥事了，但抗生素只是对细菌有效，在病毒面前可是无效的！可以说，目前人类对病毒还是没有特效药。因此对付流感病毒引起的疾病，应用抗生素基本就是滥用（具体问题还要具体分析，如病毒引起的继发性细菌感染，则可服用抗生素。详情请关注本书《道高一尺　魔高一丈——抗生素与超级细菌不得不说的故事》一节的内容）。世界卫生组织流感药物治疗指导原则表示，对确诊和疑似病例采用抗病毒治疗，主要的抗病毒药物有金刚烷胺、奥司他韦等，建议在疾病早期（3天内）服用效果更好。而中药在流感的治疗中也是经验丰富，如大家熟悉的板蓝根，对流感病毒有显著的抑制和预

---

① 黄维娟、董婕、舒跃龙：《中国流感监测网络发展概况》，载《疾病监测》，2008年第23卷第8期，第463页。

防作用[1]，还有柴胡[2]、鱼腥草[3]等。其实，加强锻炼，增强体质是预防流感的重要措施。

老人和小孩，在每年进入流感季节前，建议注射流感疫苗。流感疫苗是世界卫生组织根据每年世界各地的流感实验室监测数据，预测下一年可能的流感病毒毒株而制备的预防流感的疫苗。但注射了疫苗就可以高枕无忧了吗？流感病毒变化多端，世界卫生组织能否预测正确，押中下一年主要是哪种亚型流感病毒流行呢？押中了，是可以预防的，万一押错了流感病毒毒株，还是有可能感染的。那……还要注射疫苗吗？要！目前来说，个人预防流感最好的办法还是每年注射流感疫苗。

流感病毒怕热，因此，我们的食物一定要煮熟再吃。鉴于禽流感和鸡的关系极其密切，广东朋友的八九成熟的白斩鸡，还是需要彻底煮熟。广东朋友喜欢吃鲜活的禽类，现杀现吃味美得很，市场也有很多卖活鸡的摊档，买只活鸡还给你杀好。现在市场不是一直都售卖活禽，大家都知道，发生禽流感疫情后，很多市场暂停甚至关闭了活禽销售，售卖的基本是冰鲜鸡。老广们可纠结了，埋怨吃鸡的口感和心理都遭受暴击。但是研究表明，实施家禽"集中屠宰、冷链配送、冰鲜上市"是控制禽流感的长期有效措施[4]。因此，当发生禽流感疫情时，应尽早对活禽市场采取暂停活禽交易的防控措施。现杀活鸡和冰鲜鸡哪种好吃？关键在于烹饪方法。还有些朋友爱好吃野生禽类，据说大补还有特殊功效。吃还是不吃，麻烦您再仔细阅读禽流感病毒的传播途径。

生命不息，战斗不止。预防和控制流感、禽流感是大家的责任，让我们共同应对！

---

[1] 胡兴昌、郑伟强：《板蓝根粗提液抑制流感病毒的实验研究》，载《上海师范大学学报（自然科学版）》，2003年第32卷第1期，第62—65页。

[2] 段艳菊、孔繁智：《中药抗流感病毒作用机理的研究概况》，载《浙江中医杂志》，2009年第44卷第8期，第615—617页。

[3] 张薇、卢芳国、潘双银等：《鱼腥草中挥发油的提取分析及其抗菌抗病毒作用的研究》，载《实用预防医学》，2008年第15卷第2期，第312—316页。

[4] 刘慧、陈宗遒、肖新才等：《广州地区活禽市场休市措施对控制禽流感病毒污染效果的评价》，载《中华流行病学杂志》，2014年第35卷第7期，第832—836页。

无法忘却的"非典"

——SARS 病毒

不幸被命运选中的"非典毒王"

他，只是广东省一个普通的海鲜铺老板，却被称为"非典第一毒王"，感染 SARS（Severe Acute Respiratory Syndrome，重症急性呼吸综合征）冠状病毒的他先后传染了 130 余人，他的 21 名亲属也因他染病，岳父岳母甚至因此离世。从广州市中山大学附属第二医院、中山大学附属第三医院再到广州市第八人民医院，他染病 50 多天，传染了 20 多名医护人员，使几大医院传染病区几近瘫痪，真可谓是"他的一声咳嗽足以引起人们对死亡的恐惧"。

病愈之后，身边的人对他避之不及，各大媒体纷纷登门，不胜其扰的他最终选择了离开。他的主治医生说："他只是一个被命运戏耍的普通人，有权选择消失。"即便如此，十多年来，人们也没有忘记过他，提到他的名字，大家还是会心有余悸地说好久都不敢去他曾经工作过的海鲜市场买东西。

到底是什么样的疾病能给人们留下这么深刻惨痛的记忆？下面就让我们细细说来。

那一年，"非典"来了

2002 年 11 月 16 日，"非典"在我国广东顺德首先暴发。

2002 年 12 月 15 日，广东省河源市首先报告了"非典"病例。到 2003 年 2 月，广州市"非典"病例数达 100 余例，国家派出专家组前往广东防控，并由媒体向外界进行通报。

但此时的 SARS 病毒还没有完全露出它血腥的爪牙，人们对涌动在暗处的病毒疏于防范，足球赛、演唱会照常进行，各种娱乐场所人头攒动、熙熙攘攘。2003 年 2 月 21 日，一位已经感染病毒的来自广州的退休教授前往香港，并将病毒悄悄传染给其他旅客。随后 3 月下旬，香港淘大花园暴发大量 SARS 病例，感染集中在 E 座，一个月内竟超过 300 人感染。面对如此险境，香港政府对该处居民进行强制隔离并外迁。经过一番消毒后，居民才得以重返家园。

在人们积极行动的同时，SARS 病毒也在紧锣密鼓地筹备着自己的计划。2003 年 2 月下旬，一个美国商人经过香港到达越南河内之后被确诊染上 SARS，并已经造成部分当地人员的感染。驻扎在河内的世界卫生组织医生卡洛·乌尔巴尼向世界卫生组织通报了疫情，并确认 SARS 为一种全新的疾病①。3 月 12 日，WHO 发出全球警告。

就这样，SARS 开始把魔爪伸向世界各地。3 月 15 日后，很多国家和地区相继出现了 SARS 病例。

疫情以迅雷不及掩耳之势扩散了。2003 年，4 月上旬，北京接连出现校园聚集性病例；4 月 20 日，北京确诊病例数从前一日的 37 人陡增至 339 人；4 月 23 日，北京大学人民医院首次关门停诊整体隔离……我国政府逐渐认识到了此次疫情的严重性。自 2003 年 4 月，中国进入全面防控疫情的阶段，政府采取各种紧急措施防控疫情，出台相关政策以控制人员流动并保证国家正常运行；时任国家领导人胡锦涛、温家宝深入人群鼓舞士气；短短一周便筹备好的小汤山医院作为收治"非典"病人的专门医院，开始接收病人；"传染性非典型肺炎"被列入国家法定管理传染病……

在一系列有力的举措之下，疾病的嚣张气焰渐渐低落下来。

2003 年 6 月 15 日，中国内地的确认病例、疑似病例数都已经下降为零，不再有新的病例出现。

6 月 20 日，小汤山医院最后的 18 名患者出院。在此前短短不足两个月的时间里，这座全国最大，也是令人印象极为深刻的"非典"定点医

---

① World Health Organisation：Communicable disease surveillance and response. Severe acute respiratory syndrome（SARS）：Status of the outbreak and lessons for the immediate future, Geneva, Switzerland, 2003. Available online：http://www. who. intcsrmdia/ sars_wha. pdf. （accessed 5 Dec 2012）.

院一共收治了 680 名"非典"患者,除了 8 名患者死亡,全部康复,治愈率超过 98.8%[1]。

2003 年 7 月 13 日,全世界"非典"确诊病例人数、疑似病例人数都不再上涨。本次"非典"疫情终于基本得到控制(如图 2 - 1 所示)。

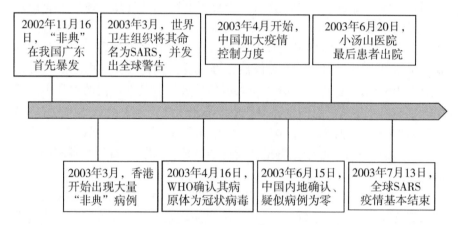

图 2 - 1　SARS 疫情发展变化轴

都是"吃"惹出来的祸

引起 SARS,也就是"非典"的病原体是什么呢?2003 年 3 月 31 日,有中国工程院院士首先通过研究病例提出"病原体是衣原体",但另有研究认为病原体是病毒,一时之间,争论不休。

由于现代人类文明的迅猛发展、人类对自然的侵入程度越来越深、人与动物之间的接触越来越密切等一系列因素,一些原本寄生在野生动物身上的病原体跨越种系的屏障传染给人类,并在人类之间形成大规模的传播。流行病学调查显示,除医务工作者继发感染外,不少病例的职业与野生动物相关,使人们不禁怀疑这次在人类社会掀起风波的病原体也是从野生动物身上而来。

---

① 周先志、邓传福、李玉东等:《小汤山医院医疗管理实践》,载《解放军医院管理杂志》,2003 年第 10 卷第 5 期,第 418—419 页。

　　管轶教授和袁国勇教授带领着来自香港大学和深圳疾病控制中心的科研队伍，深入深圳市东门野生动物市场进行现场调研，他们在现场取回的可食用果子狸的样本中检测到了与造成此次疫情病原体相似度极高的冠状病毒①，让人怀疑果子狸是 SARS 病毒的重要载体之一。当地民众因为有着以果子狸为食的习惯，因此，将病毒"吃"到了自己身上。此结论一出，华南野生动物市场顿时生意萧条。

　　经过研究发现，SARS 冠状病毒属于冠状病毒大家族，是一种正链 RNA 病毒，共有 29 727 个核苷酸②。顾名思义，SARS 病毒和家族中的"同胞"们一样，一身冠状突起包裹着它重要的遗传物质，形似皇冠，合成 S、E、M、N 四种结构蛋白以及一些非结构蛋白，共同组装成病毒"怪兽"。其中，S 蛋白和 M 蛋白就像两条长长的手臂，插进宿主细胞里，夺取营养，形成病毒颗粒③。

喜欢凑热闹的 SARS 病毒

　　面对扛着进攻的大旗、气势汹涌冲击人类文明的 SARS 冠状病毒，我们绝不能坐以待毙。我们需要做到知己知彼，才能百战不殆。所以，我们需要多加了解 SARS 病毒喜欢居住在什么样的环境里，又通过什么样的方式在人群之间来往，能造成这么大的杀伤力，以及哪一些人更容易被它盯上。

　　患者是主要的传染源，急性期的患者体内有很多的病毒。病毒聚集在患者的呼吸道内做着准备运动，每次当患者打喷嚏、咳嗽的时候，它们就抓紧时机，一个箭步窜出去，像天女散花般布满四周的空气，患者周围的人都可能会遭到荼毒。腹泻患者的排泄物里也会有病毒。有的"超级传播者"一个人能传染上百人，可谓是"战斗力"爆表。

---

　　① Normile, D, M. Enserink, Y. Ding. Tracking the roots of a killer. In Science, 2003, 301 (5631): 297—299.

　　② Rota, P A, M. S. Oberste, S. S. Monroe, et al. Characterization of a novel coronavirus associated with severe acute respiratory syndrome. In Science, 2003, 300 (5624): 1394.

　　③ 吴守芝、宋俊峰：《流行性非典型肺炎病原学研究进展》，载《中国卫生检验杂志》，2004 年第 14 卷第 5 期，第 518—519 页。

SARS 病毒主要通过呼吸道传播，特别是短距离的飞沫传播。大的飞沫在空气中划过一道优美的抛物线便下落了，而小的飞沫还能在空气中飘摇一会儿。虽然飞沫只能到达一两米远的距离，但足够在紧密逼仄的空间里造成传播。消化道传播和直接接触传播也是重要的传播途径。而污水排放系统和排气系统因为汇聚了大量的排泄物和交换气体，不经过严格消毒就会造成局部流行。

SARS 病毒可不会挑肥拣瘦，碰上它的人都会倒霉。患者家属和医务人员因为和病毒接触的机会和频率比普通人大得多，是高危人群，一定要加倍小心做好自身的防护[①]。

冬末春初，万物复苏，蛰伏的生命蠢蠢欲动，久久待在家中的人们选择外出活动筋骨，而狡猾的 SARS 病毒也瞅准了这个机会，在人潮中飞扬、播散。因此，往往是那些人口密集的大城市、社区呈现点片状暴发流行，不是零星两三人发病，而是成片成片的街区遭到病毒的扫荡。

凶险紧急的"非典"症状

SARS 初发的症状常常不典型，以至于在香港等地暴发的多起疫情都是因为早期没有及时发现，而造成了较大面积的播散，因此，我们需要警惕发热性疾病，及时就诊以免贻误病情。

SARS 病毒大概是怕打草惊蛇，最开始乔装打扮得像是普通肺部疾病，只是发热、头痛、关节和肌肉酸痛，几天后出现干咳。但是 10 ~ 14 天后，它蓄积完力量，患者就开始处于下风，出现频繁咳嗽、发绀、呼吸困难、心悸等症状。这个阶段，病人要是没有得到周全的护理，很容易造成呼吸道感染，甚至出现难以纠正的呼吸窘迫，乃至危及生命。经过 2 ~ 3 周的较量，病毒的声势才渐渐退去，病人才逐渐好转。

与外在表现相一致的是 X 线胸片的变化情况，从初起透亮到密布着浓雾般阴影的肺组织，这时病情已经非常严重了，随着疾病好转，肺部的浓雾才会逐渐散去。下面的三张胸片（如图 2 - 2 所示）就是 2003 年香港威尔斯亲王医院的一位 SARS 患者的胸片结果，从中我们可以看到疾病

---

① 彭国文、何剑峰、林锦炎等：《广东省传染性非典型肺炎流行病学特征初步调查》，载《广东医学》，2003 年第 24 卷第 1 期，第 44—46 页。

的进展①。A、B、C分别是入院时、入院第4天、入院第16天的结果。

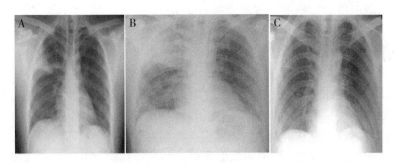

图2-2   SARS患者胸片结果

积极对症治疗

目前，还没有针对该病的特异性治疗手段，以综合治疗为主。治疗的整体思路就是在整个疾病的发展过程中监测病人的各种变化，对症治疗，以促进疾病的恢复，例如，剧烈咳嗽服用镇咳药，咳痰服用祛痰药等。在疾病的早期可以适当进行抗病毒治疗。

而对于重型病例，必须严密做好动态的监测，给予呼吸支持，加强对重要脏器的保护。糖皮质激素作为临床上一种重要的抗炎和免疫抑制剂，也在抗击重症SARS中广泛应用。因为在SARS这一强悍的敌手面前，糖皮质激素能够有效地抑制机体的炎症反应，减少肺部炎性渗出，降低肺纤维化的风险。

但大量糖皮质激素的使用也会带来不少危害，很多使用了糖皮质激素治疗的SARS患者出现了细菌感染、真菌感染、肝功能损害、精神障碍、消化道出血、电解质紊乱等问题②。而SARS后期大量患者出现的股骨头

---

① Wong, Raymond S M, David S. Hui. Index patient and SARS outbreak in Hong Kong. In Emerging Infectious Diseases，2004，10（2）：339—341.

② 王育琴、闻满华、常明等：《460例SARS患者应用糖皮质激素致不良反应的探讨》，载《药物不良反应杂志》，2004年第6卷第2期，第78—82页。

坏死则是糖皮质激素治疗给 SARS 患者带来的二次伤害①。因此，使用糖皮质激素时应更加慎重，密切监测不良反应。

防患于未然

虽然在 SARS 肆虐时我们付出过惨重的代价，但到现在为止我们对它仍旧知之甚少，因此，即便病毒暂时没有卷土重来的迹象，我们也应该积极预防，一旦它蠢蠢欲动，就将其扼杀在萌芽之中。

我国已经将 SARS 认定为乙类传染病，并且已建立疫情报告制度，力求做到"早发现、早诊断、早报告、早隔离、早治疗"。及时严格的隔离，就是控制 SARS 传播最有效的方法。医院要建立专门的发热门诊和本病的专门通道，在 SARS 病区严格隔离患者。在隔离治疗患者的同时，还要隔离观察密切接触者两个星期，做到万无一失。

在个人方面，我们不应将野生动物当作餐桌上的美食，以防止跨物种传播病毒的侵袭；平时要注意养成良好的卫生习惯，生活、工作场所要经常通风透气，勤洗手；不与患者或者疑似患者接触，有发热、咳嗽等症状及时就诊；病毒流行期间，尽量减少人流量大的公共集会活动，不给病毒可乘之机（如图 2 - 3 所示）。

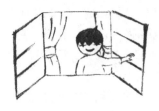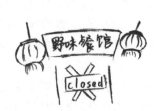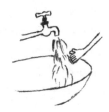

图 2 - 3　SARS 预防宣传

---

① Gebhard, K L, H. I. Maibach. Relationship between systemic corticosteroids and osteonecrosis. In Am J Clin Dermatol, 2001, 2（6）: 377.

"非典"事件影响深远

从"非典"结束到现在，已经过去十余年，但是当时的情形，仍然历历在目，"非典"事件带给我们的改变和思考也异常深远。

"非典"事件改变了人们的生活习惯。"非典"的暴发使人们认识到长期以来某些生活方式的缺陷和健康意识的缺失，人们开始反思并改变自己的行为，随地吐痰、随地大小便、乱扔垃圾等公共卫生问题得到了非常明显的改善。人们也认识到，虽然可以追求珍馐美味，但是野生动物没有经过正规的检疫，体内所携带的诸多病毒将会给人类社会带来不可估量的损害，因此，食用野生动物的习惯也得到了一定的改变。更为隐秘和深远的影响是人们体会到生命的可贵，开始积极锻炼身体，增加有益生活的娱乐方式[①]。还有许许多多生活上细微的改变，例如，"分餐制"和"公筷"的热议，很多公用水龙头改为感应式，蹲式厕所的大量使用……

除了个人生活以外，"非典"事件也给整个社会带来了冲击和改变。自此，政府的财政支出开始向公共事业倾斜，财政投入的结构得到了进一步的优化。2003 年 4 月 4 日，时任国务院副总理吴仪讲道："要抓紧建立和完善突发公共卫生事件应急反应处理机制，特别是公共卫生信息系统和预警报告机制。"卫生政策从仅仅重视临床治疗到治疗和预防双管齐下，公共卫生领域完善体制建设，疾病预防控制中心的工作也从重视公共卫生事件发生后处理转变为发生前遏制，加强人员管理和队伍建设，以期及时应对突发传染病[②]。公共卫生事业得到了国家和民众的重视，才得以有这十几年来快速的发展。政府反思"非典"疫情信息不流通的弊端，提倡政府信息公开，使民众能够及时了解政府作为，进一步保证了公民的知情权[③]。

---

① 陈友华：《SARS 危机对人类生活方式的影响》，载《广东社会科学》，2004 年第 1 期，第 90—95 页。

② 黎永钦：《重视公共卫生，建立完善的卫生检疫机制——SARS 疫情的思考》，载《旅行医学科学》，2004 年第 10 卷第 3 期，第 29—31 页。

③ 宋丹妮、宗刚：《亡羊补牢、化危为机——试论"后非典时期"的政府危机管理》，载《技术经济与管理研究》，2004 年第 1 期，第 85—86 页。

而广东省由于特殊的地理位置、优越的经济口岸身份和独特的气候条件，在此次 SARS 病毒的冲击中损伤甚重。但也正因为如此，广东省卫生事业在随后发生了深刻的转变。"非典"首先在广东省暴发，广东省各医院对于防治"非典"有着较为丰富的经验，提出了富有疗效的处理方案，例如，提出"呼吸道感染性疾病消毒隔离指引"和"居家隔离"的方法，为疫情的扑灭做出了巨大贡献。"非典"之后，广东省更加重视公共卫生事业的投入，更多的疾病预防控制中心得到财政全额拨款，评估传染病疫情的风险，建立起完善的预警机制，政府部门建立卫生应急机构，制定应急预案。并且由于和香港、澳门联系紧密，在"非典"之后，广东省建立了粤港澳传染病防治合作机制，能够在疫情发生时及时进行信息沟通①。

SARS 病毒是一种在世界范围内流行的病毒，故 WHO 倡导各国之间加强公共卫生信息的沟通，并承担起国际责任，有能力者向需要帮助的国家和地区伸出援手。正如世界卫生组织讲到的那样，"在全球化时代，合作是战胜新疾患的唯一办法。"面对 SARS 病毒，各国都应该携起手来，共同抗敌。

---

① 李伟：《广东"非典"十年：伤痛与重生》，载《三联生活周刊》，2013 年第 3 期。

藏在驼铃中的疾病

——中东呼吸综合征

MERS 再现，搅动风云

沙漠、石油、骆驼，还有阿拉丁神灯……神秘的中东地区总会留给我们这些印象。这些年似乎是谁动了阿拉丁神灯，释放出了来自中东的一个恶魔——中东呼吸综合征（Middle East Respiratory Syndrome，MERS）。

2018 年 9 月 8 日，韩国宣布中东呼吸综合征再次在韩国境内出现，这是继 2015 年疫情后韩国再次出现病例。病人是一位 61 岁的男性，因腹泻入院，被确诊为 MERS 病毒感染，22 名与他有过密切接触的人都已被迅速隔离，约 440 人都需要接受观察，国内各大相关政府部门纷纷出动，拉响预防 MERS 的警报。行动规模如此之大，正是因为这种疾病曾给韩国蒙上不小的阴影。

让我们的思绪回到 2015 年——韩国于 5 月 20 日向世界卫生组织（WHO）通报国内暴发 MERS 疫情，首发病例于 4 月 18 日至 5 月初到MERS 疫情频发的沙特阿拉伯和阿联酋等地区出差，回国后于 5 月 11 日开始出现呼吸道感染症状而辗转多家医院就诊，但一直被当作普通肺部疾病治疗，没有引起相关部门注意。直到 5 月 20 日患者的痰样本被检测出MERS 病毒阳性，患者才被隔离，但此时他已经将病毒播散到韩国的诸多区域——因为对 MERS 疫情没有及时的判断和严密的追踪，韩国最终有186 人感染此病，38 人死亡，代价惨重。

同时，韩国一名 MERS 确诊病例的密切接触者金某在 2015 年 5 月 26日抵达香港，并途经深圳到达广东惠州。情况紧急，当时上至国家下到惠州市疾病预防控制部门连锁启动，短短 5 个小时内就找到金某并将其隔离，紧接着分析他的行动路线，一一排查与他有过接触的人员。最终我国只有这一例确诊病例，疫情没有蔓延。

　　虽然 MERS 疫情暴发时各国如临大敌，但其实 MERS 病毒不是一种老牌病毒，出现不过短短数年，就因为一系列事件成为病毒中的"网红"。2012 年 6 月，在沙特阿拉伯的一家医院里，埃及籍病毒学家 Ali Mohamed Zaki 分离到一种新型冠状病毒。同年 9 月，WHO 通报出现新型病毒的疫情，检测结果与这位专家的研究高度一致。2013 年，国际病毒分类委员会以发现地区和典型表现，正式命名它为"中东呼吸综合征冠状病毒（Middle East respiratory syndrome coronavirus，MERS-CoV）"[1]。至此，除了早它 10 年出现的 SARS 病毒以外，我们又认识了一名冠状病毒家族里的高致病性的"得力干将"，它不仅给人类健康带来严重的威胁，给科学界留下未解的谜团，还给世界经济带来沉重的负担。

　　从它出现至今，一直陆续有 MERS 病例的报道，但是，全球 MERS 疫情主要发生在中东地区，这些国家以原发病例（直接接触传染源发病）为主，其中沙特阿拉伯发生的病例数高居榜首[2]。而在中东地区以外的非洲、欧洲、亚洲、北美洲，也出现相对较少量的病例，且发病前都有中东地区旅行史。其中韩国的疫情较为严重和复杂，多名病例被怀疑是接触原发病例而造成的二代病例（被原发病例感染而发生的病例）和三代病例（被二代病例感染而发生的病例），病例人数达到非中东地区的首位[3]，在国际引起不小的震动。

神秘面纱，仍半遮面

　　MERS 冠状病毒是有包膜的单股正链 RNA 病毒，浑圆的球形身材被覆着冠状的突起。作为目前已发现可以感染人的 6 种冠状病毒之一，MERS-CoV 基因组全长 30 119 bp，其中有 3 段是用来编码蛋白质的重要

---

[1]　de Groot, R J, S. C. Baker, R. S. Baric, et al. Middle East respiratory syndrome coronavirus（MERS-CoV）: announcement of the coronavirus study group. In Journal of Virology, 2013, 87（14）: 7790.

[2]　郑阳、杨鹏:《中东呼吸综合征冠状病毒研究现况》，载《国际病毒学杂志》，2013 年第 20 卷第 3 期，第 97—99 页。

[3]　Cowling, B J, M. Park, V. J. Fang, et al. Preliminary epidemiological assessment of MERS-CoV outbreak in South Korea, May to June 2015. In Euro Surveill, 2015, 20（25）: 7—13.

材料，分别编码 S、E、M、N 4 种结构蛋白来构成病毒的筋骨，其中，S 蛋白决定病毒的毒力、免疫性、组织易嗜性以及作用范围，可谓是病毒进攻细胞时举足轻重的大将。另外几种蛋白也不甘示弱，纷纷参与病毒的组装。

　　那么，这个新奇的小恶魔到底来自哪里呢？目前得到大家公认的来源是蝙蝠及中间宿主骆驼。2013 年 11 月在沙特阿拉伯，一名 44 岁男子所养的 4 匹骆驼生病了，他赶紧给流着鼻水的骆驼涂抹药膏，一心只想着保住自己宝贵的资产。7 天后，这名男子也发病了，被确诊为 MERS 的他因救治不力而死亡。经过检查，导致他死亡的病毒和生病骆驼所携带的病毒的基因型是一致的[①]。因此我们猜测，MERS-CoV 的致死病例是由骆驼传播的。后来，在广泛暴发 MERS 疫情的中东地区，人们从单峰骆驼的血清样本中检测到了 MERS-CoV 特异性抗体，还在骆驼的鼻拭子样品和粪便样品中检测到与 MERS-CoV 基因序列相似度高达 99.9% 的病毒[②]。当地人民普遍饲养骆驼，骆驼的肉和奶是人们日常的消耗品，这一物种与人们的生活可谓是息息相关，人们不可避免要与之密切接触。就这样，"动物—人"的传播链条建立起来了。科学家发现 MERS-CoV 的基因与褐扁颅蝠冠状病毒、伏翼蝙蝠冠状病毒相似度很高[③]，而且神秘的蝙蝠体内有着多种冠状病毒的存在，因此，推测 MERS-CoV 可能就是从蝙蝠身上而来。但是蝙蝠和人们的日常生活接触不多，应该是通过中间宿主骆驼，像接力赛一样，将病毒一棒一棒传递到人类社会中来。

　　在后来的韩国等地暴发的 MERS 疫情中，虽然原发病例在发病之前有中东旅行史，但是大多数病例是原发病例的二代，甚至三代病例，并没有与动物传染源的接触史，因此，"人—人"传播的方式也被证实是存在的（如图 3 - 1 所示）。

---

　　① Azhar, EI, SA El-Kafrawy, SA Farraj, et al. Evidence for camel-to-human transmission of MERS coronavirus. In N Engl J Med, 2014, 370（26）：2499—2505.

　　② Hemida, MG, DKW Chu, LM Leo, et al. MERS coronavirus in dromedary camel herd, Saudi Arabia. In Emerging Infectious Diseases, 2014, 20（7）：1231 –1234.

　　③ Woo, PCY, SKP Lau, KSM Li, et al. Genetic relatedness of the novel human group C betacoronavirus to Tylonycteris bat coronavirus HKU4and Pipistrellus bat coronavirus HKU5. In Emerg Microbes Infect, 2012, 1：e35.

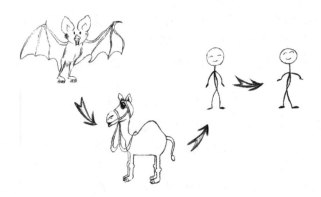

图 3 - 1　MERS-CoV 传播模式

　　科学家们通过模拟实验的方法，推测 MERS-CoV 可能是通过直接接触、气溶胶等方式造成人与人之间的传播。世界卫生组织对 MERS 疫情的风险评估认为，其持续的人际传播能力要低于同样是高致病性冠状病毒的 SARS 病毒[1]，人们似乎松了一小口气——可不要再出现类似于 2003 年席卷全球的 SARS 疫情了。

病情复杂，治疗困境

　　MERS-CoV 喜欢征服强壮的男人[2]，同时它也不放过那些更加容易得手的老年人和已经有着基础疾病的人[3]，因此，糖尿病患者、高血压患者、慢性肾病患者就得多加小心了。它得手以后倒也不时时张扬，有些患

　　① Breban, R, J. Riou, A. Fontanet. Interhuman transmissibility of Middle East respiratory syndrome coronavirus: estimation of pandemic risk. In Lancet, 2013, 382 (9893): 694—699.

　　② Chan, J F, S. K. Lau, K. K. To, et al. Middle East respiratory syndrome coronavirus: another zoonotic betacoronavirus causing SARS-like disease. In Clinical Microbiology Reviews, 2015, 28 (2): 465—522.

　　③ Assiri, A, J. A. Al-Tawfiq, A. A. Al-Rabeeah, et al. Epidemiological, demographic, and clinical characteristics of 47 cases of Middle East respiratory syndrome coronavirus disease from Saudi Arabia: a descriptive study. In Lancet Infectious Diseases, 2013, 13 (9): 752—761.

者甚至都没有症状或者只有轻微的症状，但是典型的患者会出现高热、寒战、咳嗽等症状，严重者甚至会出现多种并发症，尤其是因肾脏衰竭导致死亡。

读到这里，您可能会感到丝丝的恐惧，小小的病毒竟然给人类带来这么大的危害，那么我们到底有什么应对之策呢？遗憾的是，不同于 SARS 病毒在前后两年时间内就偃旗息鼓的情形，MERS-CoV 自打出现，就不时在世界某处掀起一阵风浪，到目前仍然没有退场的迹象。我们也没有找到特异性药物和治疗方法，只能采用支持治疗和对症治疗的方式：注重休息、加强监测、缓解症状、减少并发症。现在的治疗方案多是利用利巴韦林等抗病毒药物、大剂量激素冲击来治疗等，无奈效果有限。但是有抵抗 SARS 冠状病毒的经验在前，以及不断进步的科技水平，治疗将会更具有针对性，效果也会稳步提高。

疾病预防，工作重点

在治疗上的不利形势，更加迫切地要求我们做好防控。

由于中东地区动物传染源的持续存在，人与动物的接触无法完全隔绝，这意味着原发感染的风险仍然存在。而随着与中东国家之间由于劳务、宗教、旅游等产生的人员流通增加，其他国家包括我国在内存在着病例输入的风险。由于 WHO 不建议限制边境贸易和往来，各国更有必要做好检测和防护工作。

相关部门应提高对疾病的防范意识和应急处理水平。疫情初起，医务人员应该准确判断并及时隔离病人，将疫情尽可能消灭在萌芽之中。除了做好国内的工作，各国还应积极应对世界范围内的 MERS 疫情，及时对其他国家和地区的疫情做出风险评估，预测病毒输入的可能性，建立边境检疫的坚实壁垒。

对于我们每个人来说，由于 MERS-CoV 感染可能是由于直接接触传播而造成的，所以如果前往 MERS 高发的中东地区，一定要做好个人防护。首先，在外要注意个人卫生，佩戴口罩，保持空气的流通，不要前往空气闭塞的场所，不要与骆驼等动物亲密接触，不要吃骆驼肉、喝生奶，更不能接触 MERS 确诊的患者及其密切接触者。其次，从高危地区归国后要注意身体变化，若身体有异，要及时就医，并且向医生报告中东地区的旅游经历。另外，MERS-CoV 易于攻击年老体弱的人群，因此，这类人群应该加强身体锻炼，增强体质，提高自身抵御病毒的能力。

医务人员在救治病患时也要注意个人身体的防护。目前已有的报道显示有大量的医务人员病例，原因可能是医务人员跟患者进行了较为密切的接触，从而导致感染。因此，医务人员接触病人必须规范着装，佩戴达到防护标准的口罩、手套、防护镜、面具，穿好鞋套、隔离衣等，做好身体各处尤其是呼吸系统的保护。除必要的医疗处理以外，尽量减少与患者的密切接触时间，减少病毒感染的机会。

战胜疫情，任重道远

工业革命以来，世界发生了翻天覆地的变化。近现代交通运输业一直在不停歇地高速发展着，把偌大的地球连接成日益紧密的整体，被无垠远洋阻隔的不同大洲上的人们自从发现可奔赴的远方，便再也停不住脚步前往那些原本散落的土地。生产工具的进步，使险恶的自然条件再也阻拦不了人类向着陌生世界深处进发的好奇心。

但是，人口的流动、物品的流通、版图的扩大也加速了病毒的流窜。原本蛰伏一隅的"地域性"病毒或者是不安分的跨物种的"动物源性"病毒，趁此机会在世界范围内大肆活动，给人类社会造成了巨大的困扰。埃博拉出血热、SARS、甲型 H1N1 流感大流行、一直不消停的 MERS……人类应接不暇地与各种严重的传染病做着斗争。从韩国再现 MERS 疫情可以看出，我国曾经只出现一例病例并无人员伤亡的"辉煌战绩"并不意味着我们国家在应对 MERS 上取得了永远的胜利，疾病并没有给我们歇息的机会，我国仍然有输入病例的风险，提高理论研究和实战能力仍是我们的当务之急。除了要提高本地区的疾病预防能力以外，还要注重与世界各地区之间进行有效信息的交流，加强对海外公共危机的沟通，这将使我们在面对世界性传染病流行时能够争取应对的时间，占得先机。

广东省作为我国华南地区经济的门户，是海内外人员进出口的优选之地，也是各种输入性传染病高发的地区，更是需要提高危机意识和完善应急机制，对各种传染病要严阵以待。

要不得的"浪漫"

——结核病

说起结核病,你脑海中的第一印象是什么?是林黛玉那种弱柳扶风的病娇?还是影视作品里一幕幕的咯血?抑或是众多因此病倒的才子才女们?众人皆知林徽因这位民国才女才情横溢,却因罹患肺结核而英年早逝,空留痴恋她一生不得的金岳霖在她的葬礼送上挽联:"一身诗意千寻瀑,万古人间四月天。"这看似浪漫的专挑文艺工作者下手的疾病,曾经是人间的"白色瘟疫",时不时变变身,卷土重来。

千年历史,如影随形

结核病历史由来已久,在埃及发掘出的几千年前的"木乃伊"就有脊椎结核;在中国,早在《黄帝内经》就已记载"虚痨"之症。结核病流行一度十分猖獗,病死率极高,民间有"十痨九死""白色瘟疫"之说。1936年的防痨协会征募大会特刊这样写道:中国现在的患痨病人,约有2 700万人——每100人中有6人,每年死于痨病的竟有138万之多。若以每分钟计算,死于痨病者有26人[1]。

在化疗药物发明之前,各地只能通过设立疗养院来收治结核病人。所谓的疗养,就是让病人在阳光充沛、微风和煦的院子休息,吃点营养丰富的饭菜。可想而知,这种疗法根本无法杀死人体内结核病的病原体——人型结核分枝杆菌(或牛型结核分枝杆菌、非洲型结核分枝杆菌)。

结核分枝杆菌细长略弯曲,由于细胞壁中含有大量脂质而难以染色,着色后又难以用酸脱色,故又名"抗酸杆菌"。抗酸杆菌对付人类的武器正是自己身上厚厚的脂质,它能和菌体蛋白质一起诱发迟发型超敏反

---

① 何玲:《西医传入中国:结核病案例研究(1900—1967)》(学位论文),上海交通大学,2011年。

应——一种再次感染结核时机体产生的过强的免疫反应，它不会起到应有的保护机体的作用，反而会因为"宁可杀错不可放过"而"杀敌一千自损八百"，这正是继发性结核比原发性结核症状更严重的原因。

除了脂质和蛋白质，荚膜也是重要的菌体成分。荚膜不仅是菌体的保护膜，能把有害物质挡在膜外，还能帮助菌体与细胞结合，使菌体能成功入侵细胞。

1944 年链霉素问世，结核治疗的新篇章开启。自 1946 年，我国进入现代化学疗法阶段，加之中华人民共和国成立后人们对结核病重视起来，开展了轰轰烈烈的爱国卫生运动，多种防治措施齐头并进，结核病的流行终于呈加速下降的趋势。

可惜好景不长，时代和医药在发展，结核杆菌也不会坐以待毙。对自己里里外外改造一番后，它不再害怕以前的死敌——某些抗结核药物。随着另一大传染病——艾滋病的兴起，它学会了在艾滋病患者体内谋得生存。全球化的列车载着人类往来各地，结核杆菌也跟随人口流动四处流窜。

就这样，结核杆菌在 21 世纪的新旅程开始了。

打破壁垒，人兽共患

亘古时代，人与动物之间有着高山流水、深谷幽峰的天然屏障，动物和人都有分别专属于自己的传染病。随着蒸汽机车驶过密林幽嶂，人类填海造陆改写沧海桑田，一切改变了，一些人兽共患病出现了。为了显示对地球的主权，人类甚至在动物园圈养起各种奇珍异兽，供游人观赏。全球化让人类有更多机会与野生动物进行亲密接触，也为兽类疾病感染人类大开方便之门。

结核病也是人兽共患病的一种。如今结核病仍在动物界兴风作浪，这跟人类有着莫大的关系——多数动物患病都是因为和结核病人有了亲密接触[①]。

现在明确的是，牛感染牛型结核分枝杆菌后可患牛结核病，病牛产的

---

① 夏爱鸿、李昕、徐正中等：《结核分枝杆菌在动物中的流行与传播》，载《微生物与感染》，2017 年第 12 卷第 4 期，第 243—247 页。

奶中含有菌体，人如果不慎饮入，也有感染肠道结核的风险。

破损的皮肤黏膜也是结核杆菌入侵途径之一，虽然现在这种传播方式已经极其少见。接触结核病患者的医务人员、接触患结核病的动物的饲养人员和屠宰人员，万一他们的皮肤破损部位接触了结核杆菌污染物，结核杆菌就可能直接种植在破损部位，造成皮肤损害。

造成人际广泛传播的，还是呼吸道传播。街边角落不起眼的一口痰液里，可能就含有这些杆状小东西。那些痰液中带菌的肺结核患者可能不知道，自己的一个咳嗽、喷嚏、吐痰，甚至大声说话，都能让这些小东西跑到外界。它们随着飞沫、尘埃四处飘荡，最后钻入健康人的呼吸道，侵入肺部。它们极顽强，在干痰中可以存活 6 ～ 8 个月，附着于尘埃可保持传染性 8 ～ 10 天[1]。

结核分枝杆菌虽然易于传播，但感染后发病与否并非单由细菌数量决定。如果机体的免疫力强，菌株的毒力弱，机体完全能将菌群清除。也有部分人的免疫力不足以完全清除菌群，菌体便会安然地与人体共存，形成"带菌免疫"——机体的免疫力足以压制菌体，不会使人出现临床症状，我们称这类人为潜伏感染者。2000 年，我国首次开展了大规模的结核分枝杆菌感染率调查，结果显示，全人群结核分枝杆菌感染率约为 45%。潜伏感染者是结核病人重要的来源，但也无需恐慌，潜伏性感染者约只有 5% ～ 10% 的概率发展成有传染性的结核病人[2]。

聪明的读者也许已经看出门道——免疫力低下的人群更易发病。是的，长期服用免疫抑制剂的人、艾滋病病人、糖尿病病人、尘肺病病人、老年人都是高危人群，应该每年定期进行结核病的检查。

但不要以为普通人群就可以高枕无忧，结核杆菌可不挑人，只要条件适当，它可以住进每个人的体液和细胞里，等待发病的时机。

结核发病，儿童成人各不同

我们的免疫系统里有三大法宝——非特异性免疫、体液免疫和细胞免

① 李凡、徐志凯：《医学微生物学》，人民卫生出版社 2013 年版，第 142 页。
② 李相威、金奇、高磊：《我国结核分枝杆菌潜伏感染流行现状》，载《新发传染病电子杂志》，2017 年第 2 卷第 3 期，第 146—150 页。

疫，消灭结核杆菌的主力军是非特异性免疫和细胞免疫——分别由巨噬细胞和 T 细胞主导。

特别的是，结核杆菌能在巨噬细胞内居住。正常情况下，巨噬细胞把菌体吞进身体里，会形成一个含有菌体的小泡，称为吞噬体。吞噬体与巨噬细胞里的另一个小部件——溶酶体结合后，形成吞噬溶酶体，在胞内酶的酸化作用下，溶酶体就把菌体消化了。但结核菌体的荚膜和脂质法力高强，能抑制吞噬体和溶酶体的融合、抑制吞噬溶酶体的酸化、抑制巨噬细胞凋亡[①]。三管齐下，巨噬细胞便摇身一变，成了结核杆菌的储存库。

初次感染结核分枝杆菌造成的感染叫原发感染，一般发生于儿童。病人还没察觉到自己招惹了结核杆菌，病就好了。但原发感染会留下到此一游的印记——在机体形成细胞免疫前，菌体不仅可以在肺内存活，还会随血液流到全身各处，形成潜伏病灶。等到日后机体抵抗力降低时，病灶内的活菌便开始活动，导致了肺结核和肺外的结核——淋巴结核、肠结核、骨结核等。

原发感染有时候也会将人打个措手不及——少数免疫力极其低下的儿童，在结核分枝杆菌随血液流到全身后，立马造成全身粟粒性结核——突发高烧，各器官有粟粒样的小病灶，伴发结核性脑膜炎，病死率极高。

好发于成人的结核病叫继发性结核，大部分人因潜伏病灶内的菌群活动而致病，也有少数人是由于结核杆菌再次入侵引起的。原来，机体内产生了过多的免疫抑制分子（如 TGF-β、IL-10），使 T 细胞这支军队活动性减弱。雪上加霜的是，一些士兵 $CD4^+T$ 细胞也在抗凋亡分子减少、凋亡分子增多的双重打击下死亡。潜伏病灶里一直休眠的结核杆菌一看外面变了天，当然要跑出来兴风作浪一番[②]。

与原发感染相比，继发性结核的病灶能较快被局限，不易播散，但病情较重。病人会出现持续 2 周以上的咳嗽、咳痰，痰中带血丝；还会出现特征性的夜间出汗、午后发热等症状；伴有胸痛、疲乏无力、体重减轻、呼吸困难等；女性患者还可能有月经失调。而且，继发性结核的病灶中心

[①] 来源：武汉市肺科医院（武汉市结核病防治所）网站（http://www.whjhb.org/index.php/index-view-aid-1359.html）。

[②] 李蕾、张万江：《抗结核分枝杆菌感染的免疫机制研究》，载《医学综述》，2008 年第 14 卷第 2 期，第 266—268 页。

容易坏死，坏死物含有大量结核杆菌。当坏死的病灶恰好同支气管相通时，坏死物便可从支气管随痰液排出，结核杆菌便又开始新一轮的感染。

三大原因，挑战出现

如今，世界卫生组织估计全球有 5 000 万人受到耐药结核杆菌的感染，而三分之二以上的结核病人有发生耐多药结核病的危险[1]。中国是全球 27 个耐多药结核病高负担国家之一，患者的绝对数量为全球之最[2]。

耐药结核杆菌的出现，与患者的不遵医嘱用药、药物供应的不足或中断、药品质量差、不成功的治疗史等因素有关[3]。但结核分枝杆菌本身的耐药性也不容忽视。结核杆菌的繁殖是精密的流水线作业，每一个步骤都不能出错，才能合成跟原来一模一样的结核杆菌。在自然的繁殖过程中，结核杆菌有时也会出现某些小步骤的错误，这误打误撞的错误有时候能帮助它逃避免疫系统的监视与清除。这些流水线上的小错误实际上就是基因突变。绝大多数的耐药结核杆菌是由于发生了基因突变而使原来有效的药物失效。

流动人口也无意中为结核的流行助力。经济发展让地区之间的贫富不平衡，为在这巨大的经济蛋糕中瓜分一块，越来越多的年轻人在各个城市中漂泊。毫无疑问，大量的流动劳动力推动了经济的发展，悄然中也方便了结核的传播。流动人口肺结核患者的系统管理不够完善，流动人口本身对肺结核的认识不足、未能及时确诊医治、居住条件差、工作时间长、劳动强度大、因经济困难不能坚持治疗等原因，都加速了结核病的传播及耐药菌的出现[4][5]。以广东省为例，李国周等对东莞市流动人口肺结核患者结核分枝杆菌耐药率的调查结果显示，流动人口总耐药率为 19.2%，高

① 叶莺、严延生：《耐多药结核的流行概况》，载《中华疾病控制杂志》，2008年第 12 卷第 1 期，第 63—65 页。

②③ 梁立波、李玲、孙宏等：《耐多药结核流行及影响因素研究进展》，载《中国公共卫生》，2014 年第 30 卷第 9 期，第 1221—1225 页。

④ 钟达、张玉华、傅衍勇等：《流动人口结核病流行现状和控制策略研究进展》，载《现代预防医学》，2011 年第 38 卷第 20 期，第 4277—4278 页。

⑤ 黄起烈、陈伟、张兴树：《深圳市外来人口肺结核病防治效果及影响因素研究》，载《中国防痨杂志》，2001 年第 23 卷第 6 期，第 360—363 页。

于 2007—2008 年全国结核病耐多药基线调查的耐多药患者比例 8.32%，即明显高于常住人口[1]。

流动人口也是一个移动的潜伏感染库。李相威等报道了我国深圳市的城市农民工结核感染率调查结果，阳性率为 18%，且调查对象的感染率与其户籍所在地的疫情显著相关[2]。广东作为流动人口大省，是加速全国结核传播不可忽视的中转站。

艾滋病和结核病的双重感染更是个大难题。如今，结核病是免疫低下的艾滋病病人的第一大死因。

正确看待，可防可治

结核病虽然是慢性消耗性疾病，但是可防可治。只要按照抗结核化学药物治疗"十字方针"："早期、联合、足量、规范、全程"，结核病完全可以治愈。需要注意的是，自己给自己买药治疗的方法并不可取，去正规医院进行规范化的治疗才是正确的做法。

现在用于预防小儿重症结核的疫苗——卡介苗，实际上是一种减毒的牛型分枝杆菌活菌疫苗。卡介苗接种后使机体产生一次轻微的没有发病危险的原发感染，从而产生特异性的针对结核杆菌的免疫力。提到卡介苗，就不得不说到两位科学家——Calmette 和 Guérin。是他们坚持不懈地对有毒的牛型分枝杆菌进行传代培养，前后共历时 13 年，经历230 余次传代，才终于使强毒株变成了弱毒株，才有了后来的救万千人于水火之中的卡介苗[3]。1947 年后，联合国儿童基金会和世界卫生组织合作，将卡介苗接种推广到全世界，大大降低了儿童发生结核性脑膜炎、粟粒性结核的风险。

接种了卡介苗是不是就万事大吉了呢？事实上，卡介苗对成人的肺结

---

[1] 李国周、钟球、陈涛等：《东莞市流动人口肺结核患者结核分枝杆菌耐药性调查与分析》，载《中国防痨协会科普宣教委员会漠河学术会议论文汇编》，2012 年。

[2] Li, X, Q. Yang, B. Feng, et al. Tuberculosis infection in rural labor migrants in Shenzhen, China: emerging challenge to tuberculosis control during urbanization. In Scientific Reports, 2017, 7 (1): 4457.

[3] 李凡、徐志凯：《医学微生物学》，人民卫生出版社 2013 年版，第 142 页。

核保护效果尚不确定，可能是因为幼年时产生的免疫记忆在成长中消失。因此，提高自身的健康意识，对于早期发现肺结核至关重要。早期发现和彻底治疗病人对可能有结核杆菌潜伏感染的广大人群来说，就是最好的预防。

预防结核病，重点还是要注意合理膳食和保证充分的休息，平日合理锻炼，这些都有利于增强自身免疫力。这对学生来说尤为重要，因为学校是人群密集场所，一旦有未及时发现的结核病人，极易造成小范围的传播。

不论是健康人还是感染者，养成不随地吐痰的好习惯也很重要。这不仅关系到我们的市容市貌，更重要的是能切断结核病的传播途径。

除此之外，还要注意居住场所、人流密集地的通风。如果身边有人有疑似结核病症状，该怎么做呢？要劝告其去医院看病；若有家人或日日在一起学习、工作的同学、同事被确诊为结核病，最好自己也去医院检查看看是否在日常接触中不小心感染了结核病。

新的时代，迎难而上

结核病会成为一个慢性病，与结核杆菌的潜伏性、休眠性、滞留性相关。休眠相当于结核杆菌巧妙地把自己隐藏了起来，躲过了免疫系统的识别，与机体和平共处。滞留则是指即使外部环境对自己不利，结核杆菌也能在细胞内安稳生活，对环境不做出任何反应[①]。现有的药物只能较好地杀死处于活动期和半静止状态的结核杆菌，至于如何清除潜伏病灶里休眠状态的菌群，仍是科学界的难题。

不少科学家正在研究如何唤醒休眠菌群，以便联合短程强效化疗一举根除结核杆菌。目前已经有研究证实，噬菌体 TM4 和噬菌体 Guo1 具有体外复苏结核休眠菌的能力[②]。这有望成为未来控制潜伏感染的主要方法。

---

① 贾辅忠、李兰娟：《感染病学》，凤凰出版传媒集团江苏科学技术出版社 2010年版。

② 杨婷、杜丽娟、曹俊等：《噬菌体 Guo1 复苏结核休眠菌的初步研究》，载《南京医科大学学报（自然科学版）》，2017 年第 10 期，第 1234—1238 页。

如何提高疫苗对成人结核患者的保护力也一直是科学家们研究的热点。免疫学家 Divangahi 和遗传学家 Luis Barreiro 的研究发现，给小鼠的骨髓注射卡介苗后，卡介苗能够诱导骨髓造血干细胞产生能杀伤结核杆菌的巨噬细胞，并且这种巨噬细胞具有免疫记忆，能在结核杆菌再次入侵时保护机体[1]。这说明将来有望研制出能够增强非特异性免疫的新疫苗。此外，还有一些其他疫苗处于临床试验阶段。

正如胡适所说，"怕什么真理无穷，进一寸有进一寸的欢喜。"人类如今正在攀登科学高峰的道路上走着，从古至今，一往无前。

---

① Kaufmann, E, J. Sanz, J. L. Dunn, et al. BCG educates hematopoietic stem cells to generate protective innate immunity against tuberculosis. In Cell, 2018, 172（1—2）: 176—190.

"小黄人"附体了

——甲型肝炎

小贝壳震动大上海

1988 年年初，冷风呼呼地吹，清冷的街上只有少量的行人。春节前的热闹似乎都被呼啸的寒风掩盖了。人们下班下课后都待在家中，见到面色发黄的人，人们掩饰不住眼神中的害怕和恐惧。短时间内，出现了很多自述肝区疼痛的人，有些患者看起来真的变得和我们熟悉的卡通电影角色"小黄人"一样。这种现象的出现是否和天气寒冷有关？天气寒冷会使人发抖，怎么会使人"发黄"呢？不，是和一种小贝壳有关。

1988 年 1 月 19 日前后，上海市因急性肝炎前往医院就诊的人数陡然增加。紧接着在短短数天时间里，这个数字由每天一百例左右发展为每天几千例——毫无疑问，这称得上是一次肝炎暴发。此事引起了上海市乃至国家卫生部门的高度重视，上海市内各大医院都被调动起来，积极投入到暴发性肝炎的防控工作中。然而疫情并没有平息的意思，事态进一步严重，1 月底每天急性肝炎就诊人数已经达到数万人次。政府要求相关部门不惜一切代价控制疫情。在 2 月下旬，急性肝炎的患病人数出现了下降的趋势，这一场暴发性肝炎疫情的流行高峰期终于在 40 余天后渐渐过去。

经过调查，这是一起由于生食贝壳类食物毛蚶（如图 5 - 1 所示）而导致的甲型肝炎疫情。毛蚶等贝壳类动物是我国近海水产的一种经济贝类，其由于肉质鲜美、价格实惠而经常成为人们餐桌上的美食。但是这种生物的体内容易积聚海水中的细菌、毒素，连病毒也可以在其消化腺中富集，甲肝病毒就是其中一种。因此，当人们食用未充分煮熟的毛蚶时就容易发病。上海市此次的肝炎流行就是由于新产地养殖的毛蚶没有达到海洋渔业部门的生产要求，也没有经过卫生部门的充分检查就投放市场。而这种小贝壳做法简单，人们喜欢用开水灼一下，沾上姜汁调料就食用。这种

吃法，虽大大保留了食材的新鲜清甜，可是隐藏在毛蚶里的甲肝病毒没被
灭活。虽然流行之初即有报刊提出是否存在甲肝流行的疑问，1988 年 1
月 6 日，政府也出面禁止毛蚶销售，但是屡禁不止的个体销售仍持续给公
众带来感染病毒的危险①。最终，历时 4 个月的上海市甲型肝炎暴发流行
彻底结束，共导致 31 万人次患病②，成为我国近现代传染病流行史上谈
到甲肝暴发就必被提及的事件。

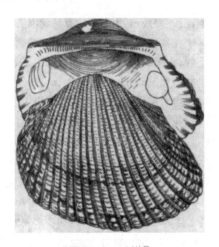

图 5-1　毛蚶③

虽然事情已经过去了三十余年，但是由此引发的思考却不应停止。到
底甲肝病毒是"何方神圣"，能够掀起如此滔天的巨浪，给国家和人民带
来沉重的负担？又是为何，在上海市这样一座卫生预防和控制工作走在国
家前列的城市会出现如此令人惊骇的疾病流行？

---

① 俞顺章：《上海甲肝流行的反思》，载《科学》，1988 年第 4 期。
② Feinstone，SM，AZ Kapikian，RH Purcell. Hepatitis A： detection by immune e-
lectron microscopy of a virus like antigen associated with acute illness. In Science，1973，
182：1026—1028.
③ 图片来源：《海水贝类养殖学》，中国海洋大学出版社 2008 年版。

高调的甲肝病毒

1973年，Feinstone和他的同事用电子显微镜在甲肝患者粪便中发现了甲肝病毒颗粒，并从猴子的肝组织中分离纯化出甲肝病毒[1]。至此，甲肝病毒在世人面前渐渐揭开了它神秘的面纱。

甲肝病毒属于微小RNA病毒科嗜肝病毒属，只有1个血清型，共有7个基因型，在人类中以Ⅰ、Ⅱ、Ⅲ、Ⅶ型为主，在猴类中则以Ⅳ、Ⅴ、Ⅵ型为主。在显微镜下，甲肝病毒长得很具有数学上的美感，是二十面立体对称的小球体，直径约为27nm，没有包膜包被。在病毒的核心部位，装载着病毒的"司令部"——单股正链RNA，"司令部"大致由3个部门构成，中间是编码蛋白质的区域，一头一尾对它进行保驾护航的是2个非编码区[2]。当病毒潜进人体时，它就一门心思地瞄准肝细胞作为自己的目标，到达目的地后，一头扎进细胞内，攫取营养为自己所用，各个部门纷纷运转，病毒复制开始了。

甲肝病毒不仅攻击性很强，防守能力也不差，具有较强的抵抗力。它耐酸碱，耐高温，在100℃下加热1分钟才能将其完全灭活。它对于自己的生存环境并不挑剔，在室温下可以存活1周，在干粪中能够存活1个月，在贝类动物、污水、淡水、海水中能生存几个月。粪便中的甲肝病毒一旦入水，就会寻找合适的生物作为宿主，保证自己的安全，所以，恶劣的环境根本奈何不了它。

面对如此强悍的对手，我们最好能做到防患于未然。那么，它平时喜欢待在什么地方呢？到底是怎么传播的呢？又有哪些人群格外需要防范甲肝病毒的侵犯呢？

甲肝的传染源一般是甲肝患者和甲肝隐性感染者——虽然猩猩、恒河猴等动物也能够感染并发病，患病动物粪便中也能检测到甲肝病毒，但是其作为传染源的意义不大，因为人与这些动物的接触机会都不多，所以传播的可能性小。

---

[1] 高志良：《传染病学》，人民卫生出版社2013年版，第21页。

[2] 王静：《甲型肝炎病毒检测方法研究进展》，载《旅行医学科学》，2010年第13卷第2期，第16—18页。

首先，一旦病人的粪便污染到了食物、水源、日常生活用品，随后病毒进入没有甲肝抗体的人的消化道中，这些人就会发病，这就是甲肝的主要传播途径——粪口传播。通过食物传播是甲肝病毒传播的重要方式，任何未充分熟透的食物，在每一个食物加工的步骤都有可能遭到甲肝病毒的侵袭而被污染，例如，开头所讲到的上海市毛蚶致病的事件。国内外也有很多甲肝病毒污染饮用水源从而造成甲肝暴发的报道。1971—1974 年在美国，饮用水源和游泳池被甲肝病毒污染，共造成了 13 次甲肝暴发流行，患病人次达到 531 例[①]。其次，甲肝病毒还能通过血液传播。注射被甲肝病毒感染的血液制品而感染甲肝的事例也曾见诸报端，但是数量较少。再次，居住条件差、卫生习惯差的人群容易被甲肝病毒侵袭，这和甲肝病毒的传播途径相关。我国曾经是甲肝病毒流行国家，1992—1995 年，我国对 29 个省份进行了甲肝感染情况的调查，发现甲肝病毒感染率平均达到80.9%[②]。所幸，随着我国经济的发展，人民的生活条件、卫生水平和健康意识逐渐提高，甲肝的发病率稳步下降，并且自从 2004 年建立疫情网络直报系统，中国的甲肝病例和甲肝突发公共卫生事件已经明显减少。

如果不幸感染甲肝病毒，患者体内会产生抗甲肝病毒抗体。根据抗体组成的不同分为不同的抗体类别，其中 IgM 抗体是早期感染和诊断的重要依据。IgG 抗体产生较晚，是进行流行病学调查的指标之一。感染过甲肝病毒的人群一般都具有牢固的抵抗力，不会再次感染。因此，凡是未感染过甲肝病毒的人都是它感染的对象。甲肝病毒尤其热衷于侵袭儿童、青少年[③]，但 6 月龄以内的婴儿携带来自母体的抗 HAV 抗体，可以抵御来自甲肝病毒的进攻。不过 6 个月之后，抗体慢慢消失，婴儿就会变成易感者。

---

① 丁世和、刘丹青：《甲型病毒性肝炎的流行病学》，载《安徽医学》，1988 年第 5 期。

② 肖楠、石爽、庄辉：《甲型肝炎的流行病学及免疫策略》，载《首都公共卫生》，2007 年第 1 卷第 1 期，第 44—47 页。

③ 高志良：《传染病学》，人民卫生出版社 2013 年版，第 22 页。

甲肝的临床表现

虽然现在甲肝的流行趋势下降，不过万一我们真的中招了，该如何准确做出判断，及时就诊呢？这就需要我们对甲肝病毒感染的临床症状有一定的了解。

甲肝病人可分为隐性感染者和患者，且患者一般急性发病，不会转为慢性。而所谓隐性感染者，就是没有表现临床症状，实则体内已有病毒入侵的感染者。甲肝隐性感染者是重要的传染源，因为隐性感染者具有传染性，但没有临床症状，不易被发现，而大多数甲肝感染者是隐性感染者，因此，其作为传染源的意义非常重大。

但是急性患者就很不一样，他们的症状会非常明显，表现为急性黄疸型肝炎和无黄疸型肝炎。严重的病人因为肝细胞遭到破坏导致胆红素无法很好地进行代谢而出现黄疸，症状稍轻微的病人会出现肝酶的升高提示肝脏损害并产生其他症状，但还不至于出现黄疸。黄疸型的病人非常好辨认，大家通常会说："看看，他'变黄'了！"这是因为黄疸型肝炎会有一些典型的症状，可分为三期发展。前期起病很急，大多数人发热并且伴有畏寒、全身无力、食欲下降、恶心呕吐、厌油、腹胀、肝区疼痛、尿色加深等症状，去医院检查，肝功能也已经发生改变——两个指标谷丙转氨酶（ALT）、谷草转氨酶（AST）的水平升高，这个时期会持续 5～7 天。紧接着是黄疸期，尿黄进一步加深，巩膜和皮肤出现黄染，部分患者会出现一瞬间的粪色变浅、皮肤瘙痒、心跳变缓等症状。肝大、有压痛、叩痛和肝功能检查异常。持续 2～6 周以后进入恢复期，身体会慢慢恢复正常，这需要 1～2 个月的时间。而无黄疸型肝炎除了没有黄疸的表现以外，症状和黄疸型肝炎相差无几。

防治齐联手，甲肝遭暴击

甲肝多是自限性疾病，生病一段时间以后就会自己痊愈，只需要进行一些对症的处理，无需过度惊慌。因此，它的治疗要求就是：注意休息、清淡饮食、补充维生素、忌饮酒、少油腻、避免劳累、避免服用损伤肝脏的药物等等。但是有基础肝病的患者、免疫功能低下的人群、吸毒者等都是甲型肝炎的高危人群，可能诱发死亡，不可大意。

治疗是生病时才需要进行的措施，但是日常积极的预防我们每个人都能做。预防对于防治甲肝可是相当的重要。因为甲肝主要是通过消化道传播的，所以人们在生活中一定要养成良好的饮食和卫生习惯。对于一些容易携带甲肝病毒的食物，如毛蚶等水产品，一定要烹饪至熟透，不能生吃。不喝生水，不吃被污染的瓜果，养成饭前便后洗手的习惯，保持环境卫生，要保护水源，预防粪便污染。如果大家密切接触了甲肝患者，应该尽早注射丙种球蛋白，免疫期为 2 ～ 3 个月。

现在全球的死因顺位中，心血管疾病排名第一，紧随其后的就是感染性疾病。而在《"健康中国 2030"规划纲要》中明确提出"5 岁以下儿童死亡率要由 2015 年的 10.7‰下降到 2020 年的 9.5‰，再到 2030 年的 6.0‰"。要达成这一目标，必须要控制儿童感染性疾病的发生率。儿童是甲型肝炎病毒的重要进攻对象，并且由于其免疫功能尚未发育完全，受到甲肝病毒攻击时情况一般较为严重，因此，做好甲肝的预防工作显得尤为重要。

由于感染人的甲肝病毒只有一个血清型，并且其基因序列稳定性较高，因此，接种疫苗也是一种经济、有效的防控手段。2007 年 3 月 16 日，第十届全国人大五次会议上提出将甲肝纳入国家免疫规划（国家免疫规划是指按照国家或者省、自治区、直辖市确定的疫苗品种、免疫程序或者接种方式，在人群中有计划地进行预防接种）的范围，并由各地遵照实施。广东省于 2008 年 9 月 1 日起将甲肝减毒活疫苗纳入免疫规划。从 2010 年起，全省适龄儿童均可以免费接种甲肝减毒活疫苗。2015 年全国报告的甲肝发病率为 1.66/10 万，与纳入国家免疫规划前的 5.98/10 万相比，下降了 72.2%[①]。

除了推动免疫接种，政府能做的事情还有很多，如食品、水源的监管，环境的保护，宣传活动的推广，疾病疫情的检测和处理，等等。我国一直在不断改进对于甲肝防控的措施。

在过去的几十年里，我们国家在防治甲肝病毒的道路上取得了显著的成就，相信随着经济和医学的进一步发展，我们终能够彻底消除甲型肝炎。

---

① 信息宣传部：《我国流感接种率仅为 2%　认识误区是最大阻力》，广东省疾病预防控制中心 2018 年第 4 期，第 22 页。

与人体的世纪之战

——乙型肝炎

维权之战燃起狼烟

2004 年，引起全社会广泛关注的两起"乙肝歧视"案——"周一超报复杀人案"和"张先著行政诉讼案"最终有了结果。周一超在公务员招录的体检中，因被查出"小三阳"而未能通过体检，愤怒的他将自己受到的不公正待遇归咎于政府的工作人员，于是持刀闯入政府机关，最终造成了一死一伤的悲剧。周一超以故意杀人罪被判处死刑。而另一名乙肝病毒携带者张先著也是在公务员招考中被检出"一、五阳"而未通过考核。在申请行政复议没有得到答复后，张先著没有采取周一超那般过激的做法，而是拿起法律的武器，一纸诉状将招考单位告上法庭，在一审二审中全部胜诉①，被媒体评价为"1.2 亿乙肝感染者中既敢于维权又善于维权的第一人"。正是这两起案件，燃起了乙肝感染者维权战役的狼烟。

周一超的行为固然让人愤慨，但通过他的案件，我们却听到了来自另一个群体的声音：他以生命为代价唤起社会对乙肝病毒携带者的关注和同情。在"周一超报复杀人案"审理期间，浙江省高级人民法院收到一份要求给予周一超减刑的联名信，上面有 3 671 个人的签名。两天后，一个名为"肝胆相照"的网站（自称是乙肝战友的网上家园）成立了"肝胆相照论坛"，网站内聚集了许多有过类似被歧视经历的乙肝患者与携带者。不久，一份由 1 611 人签名的"要求对全国 31 省（市、区）公务员录用限制乙肝携带者规定进行违宪审查和加强乙肝携带者立法保护的建议书"（也称"违宪审查书"）被送到了全国人大常委会、国务院法制办和

---

① 杨芳、潘荣华、潘莉莉：《乙肝歧视与我国未来的反歧视立法》，载《河北法学》，2005 年第 23 卷第 3 期，第 60—63 页。

卫生部①。最终，卫生部取消了入学或就业前的"乙肝五项"检查，在反对乙肝歧视的道路上迈出了重要的一步。也许有些读者心存担忧，如果取消这些检查，那我们岂不是有和乙肝患者接触而不自知的风险？但读了这篇文章您就能明白，正常的接触很少会导致乙肝传播，乙肝携带者可以和我们共同工作、生活。更重要的是，这项举措摘掉了我们的"有色眼镜"，平等地对待乙肝携带者，是和谐社会不可或缺的一个组成部分。

"乙肝大国"

其实，乙肝的危害一直存在，就像是在阴影里悄然生长的藤蔓，只是当乙肝歧视现象酿成悲剧时才被暴露在阳光下，引起了全社会的关注。乙肝相对于其他病毒性肝炎来说可谓是"大名鼎鼎"，但是您真的了解它吗？

乙型肝炎是乙型肝炎病毒（hepatitis B virus，HBV）感染所引起的以肝脏炎症和坏死病变为主的一种传染性疾病。乙肝病毒的入侵会引起肝脏功能障碍，后期甚至会导致肝硬化、肝癌等不良后果。它在全球范围内都是一个重要的公共卫生问题，中国更是有一个不雅的称号——"乙肝大国"。

在世界范围内，西欧、北美、澳大利亚等发达国家和地区为低流行区，其乙肝表面抗原（hepatitis B surface antigen，HBsAg）阳性率为0.2%～0.5%；中国、东欧、日本、苏联、南美和地中海沿岸国家为中流行区，其 HBsAg 阳性率为 2%～7%；东南亚和热带非洲为高流行区，其 HBsAg 阳性率为 8%～20%②。我国曾经是高流行区的国家之一，再加上巨大的人口基数，我国便有了"乙肝大国"的称号。1992 年的全国血清流行病学调查显示，我国人群乙肝病毒感染率达60%，乙肝携带率为

---

① 胡建淼、金承东：《论法规违宪审查建议权》，载《法学家》，2005 年第 1 卷第 2 期，第 137—143 页。

② 邵虹、张磊、邵晨等：《乙肝研究的历史回顾及其哲学思考》，载《现代生物医学进展》，2007 年第 7 卷第 3 期，第 474—476 页。

9.75%，全国乙肝病毒携带者约为 1.2 亿人[1]。

看了上面那些吓人的数字，可能大家会非常害怕：那我们岂不是被乙肝病毒包围了？好消息是，随着乙肝疫苗在全国范围内的免费接种，我国的乙肝感染率正在下降。目前，我国已经从乙型肝炎病毒感染"高流行区"转变为"中流行区"。2004—2013 年，中国乙肝累计发病数为 10 730 953 例，累计死亡数为 7 621 例，平均发病率为 80.630 8/10 万。2007 年发病率最高，为 89.004 7/10 万，2004 年发病率最低，为 70.500 8/10 万。2004—2009 年发病率呈升高趋势，2010 年发病率开始下降，至今整体呈下降趋势[2]，我国正在逐步摆脱"乙肝大国"的不雅称号。但由于我国人口基数大，因此，抗击乙肝我们仍在路上，离完全"摘帽"还有一定距离，我们仍不可掉以轻心。

患病数量多是一方面，乙肝还有另外一点让人深恶痛绝，那就是"花费大"。人们一旦患上乙肝并转化成慢性，一般达到完全治愈的效果并实现安全停药是非常困难的。所谓的完全停药，主要是指停药后不再复发。但是，目前治疗乙肝的药物几乎无法达到这样的目标。慢性乙肝的治疗药物主要分为干扰素和核苷类似物两大类。如果使用抗病毒药物恩替卡韦治疗的话，据世界卫生组织的统计结果，每位乙肝患者一年下来的治疗费用在 2 700～10 000 元不等，我国乙肝患者数量又如此庞大，只需做个小小的乘法，就能看出治疗的费用对于家庭、国家来说是一个多么大的负担。

乙肝病毒大揭秘

正所谓"知己知彼，百战不殆"，为了能够在这场与乙肝的世纪之战中取得最终的胜利，我们必须要对乙肝病毒有深入的认识。在电镜下观察，HBV 感染者的血清中乙肝病毒颗粒有 3 种形态：①大球形颗粒：是完整的 HBV 颗粒，又名 Dane 颗粒。颗粒直径为 42nm，分为包膜与核心

---

[1] 张立红：《国内新生儿应用乙型肝炎疫苗免疫效果的研究进展》，载《国际病毒学杂志》，2011 年第 18 卷第 3 期，第 80—83 页。

[2] 王祖煜、刘熠赫、张芮等：《2004—2013 年中国乙型病毒性肝炎的流行病学特征研究》，载《中国全科医学》，2017 年第 20 卷第 23 期，第 2879—2883 页。

两部分。如图 6 – 1 所示，它的包膜上有非常重要的蛋白质，被称为乙肝表面抗原（HBsAg）。核心部分含有环状双股 DNA、DNA 聚合酶（DNAP）、核心抗原（hepatitis B core antigen，HBcAg），是病毒复制的主要物质；②小球形颗粒；③丝状或核状颗粒。后两种颗粒都是由 HBsAg 组成，为空心的包膜，不含核酸，没有指导病毒复制的物质，因此没有感染性。介绍了病毒颗粒的整体结构之后，让我们更加深入地对乙肝病毒颗粒的各部分结构一探究竟。

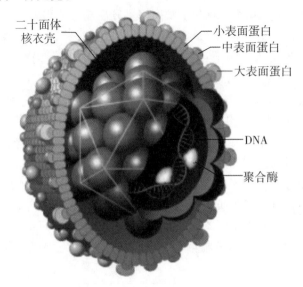

图 6 – 1　乙肝病毒模型①

1. 病毒指挥部

　　病毒的基因是指挥病毒进行一切活动的中枢机构。没有核酸的指令，病毒就没有办法扩充自己的势力。HBV 基因组结构独特而精密，由不完全的环状双链 DNA 组成，包括一条成环的长链和成半环的短链。目前，临床上越来越重视 HBV – DNA 的检测。为什么 HBV – DNA 有这么大的用处呢？一方面，它是病毒存在的直接指标；另一方面，通过对其定量测定

---

　　①　姚彦斌：《替诺福韦阳离子脂质体的制备和细胞摄取研究》（学位论文），上海交通大学，2007 年。

能够直观地反映机体的病毒载量,可作为抗病毒用药的指征。

乙肝病毒实在是太聪明了,它为了逃避机体的免疫系统,会随着时间不断地改变着自己的外貌以期在人体内悄悄地繁殖,这些点点滴滴的改变源于病毒复制时出现的一些小错误。犯错误我们肯定不开心,但对病毒而言却是惊喜,因为它们惊奇地发现,这些复制中的无心之失竟然成了最好的面具。突变的基因合成了不同的蛋白质,这时候机体免疫系统就认不出它们的新面目了,病毒得以逍遥法外,继续破坏人体的肝细胞。

更重要的一点是,在 HBV-DNA 的指导下合成的环状闭合双链 DNA(covalently closed circular DNA,cccDNA)是造成病毒无法根除、根治这一"老大难"的元凶。cccDNA 是何方神圣?它是如何产生的,在病毒的生活周期中又起到了什么作用?

如图 6-2 所示,首先,病毒进入细胞后,脱去了自己"伪装的外衣",暴露出了它邪恶的核心——松弛环状的双链 DNA(relaxed circular DNA,rcDNA),然后进入肝细胞核内,在宿主酶的作用下,形成 cccD-NA;其次,以 cccDNA 为模板,转录出乙肝病毒前基因组 RNA(pregenomic

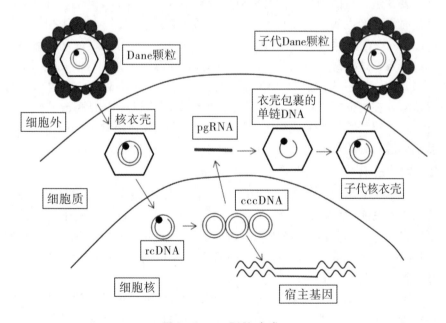

图 6-2　cccDNA 合成

RNA，pgRNA）；最后，在 pgRNA 的指导下，经过一个逆转录过程后，利用宿主的原料形成子代 rcDNA 并合成蛋白质，如此周而复始。另外，cccDNA 还可以整合到宿主的基因组中，成为宿主基因的一部分。它就像是乙肝病毒的种子，在宿主细胞核的庇护下安心沉睡，等待宿主的免疫力低下或者是出现异常时再出来大显威风，在肝脏细胞这块肥沃的土壤上疯狂生长。

这颗恶毒的种子不仅破坏了我们的免疫系统，也让各种抗病毒药物无计可施。说到这里，就要好好讲讲机体的免疫系统是怎样清除乙肝病毒的。病毒在肝脏细胞内疯狂生长，肝脏细胞不堪重负，向免疫系统发出求救信号，这才调集来了"精兵悍将"。面对被病毒感染的肝脏细胞，免疫系统虽然痛心，但也只能将细胞和病毒一起杀死，切断病毒的营养供给，摧毁它的庇护所，这是为了取胜付出的代价。有些潜入肝脏细胞的病毒不着急显露自己的锋芒，它们韬光养晦地潜伏下来，合成了 cccDNA。它不损害自己的庇护所，机体的免疫系统也拿它没辙，毕竟肝脏细胞还好好的，怎么能说打就打，因此，这颗病毒的种子就埋藏了下来。

要知道，目前的药物都是针对病毒复制的各个环节设计的，即在病毒复制时给它们一些假的原料，中断其核酸的合成。但是对于沉睡的 cccDNA，其没有进行复制，药物就束手无策。cccDNA 的存在，使病毒无法被彻底清除，这才是慢性乙肝无法治愈的真正原因，因此，目前我们只能退而求其次，期望达到"临床治愈"的目标，就是 HBsAg 的转阴。HBsAg 是病毒存在的证据，一旦它转阴，至少说明此刻机体内的病毒已经被清除，不会对肝脏细胞造成损害。虽然不能完全阻止乙肝复发，但这已经是我们能够做到的最好的程度。

2."大三阳""小三阳"

可能大家对"大三阳""小三阳"等词语略有耳闻。它们究竟是什么意思呢？其实"大三阳"和"小三阳"只是乙肝两对半检测中的两种结果的民间称号。而乙肝两对半，指的是乙肝免疫学标志物，包括表面抗原（HBsAg）、表面抗体（HBsAb）、e 抗原（HBeAg）、e 抗体（HBeAb）、核心抗体（HBcAb）。

要真正理解"大三阳""小三阳"所代表的临床意义，就必须要对乙肝病毒的抗原系统进行深刻的解读。乙肝病毒的 3 个最为重要的抗原——表面抗原（HBsAg）、e 抗原（HBeAg）、核心抗原（HBcAg），就像是病毒的身份证，带着这样的标志，我们的免疫系统当然不会让其在我们体内大行其道，会产生相应的抗体来对抗病毒的入侵，也就是相应的表面抗体（HBsAb）、e抗体（HBeAb）、核心抗体（HBcAb）。

（1）HBsAg与HBsAb：成人在感染了HBV之后，首先在体内出现的抗原就是HBsAg，它刺激机体产生抗体HBsAb。HBsAb是一种保护性的抗体，它的出现表明机体对HBV有免疫力。

（2）HBeAg与HBeAb：HBeAg是病毒在复制转录的过程中合成的，因此，它的出现要略晚于HBsAg。HBeAg的存在说明病毒正在扩充军力，活跃复制，而抗HBe的出现则打压了病毒嚣张的气焰。HBeAg消失而抗HBe出现称为e抗原血清转换，就是从"大三阳"转成了"小三阳"，说明机体从对病毒视而不见的免疫耐受期转为进入战斗状态的免疫激活期。此时的病毒的复制多处于静止的状态，传染性降低。这也是很多人看到"大三阳"转为了"小三阳"就放松了警惕的原因。但实际上，转为"小三阳"并不意味着病毒的复制不活跃。当病毒发生突变时，机体认不出改头换面的敌人，武器没有及时更新。这时候虽然检测不到HBeAg，病毒却仍在猖獗地侵略肝脏细胞，传染性也很高，病人此时若是不自知，不加注意，真就成了一个行走的传染源了。

（3）HBcAg与HBcAb：HBcAg深深地埋藏于病毒的核心之中，游离的极少，因此，临床中很少用于检测。这也就是为什么乙肝只有"两对半"而不是"三对"的原因。但是它的抗原性却很强，能够刺激机体产生相应的抗体。HBV感染者几乎都能够检测出抗HBc，遗憾的是，抗HBc并没有保护作用，只能通过检测抗HBc的IgG和IgM来提示是急性期感染还是既往或慢性感染。IgM绝大多数出现在发病的第一周，在6个月内消失，因此，其阳性对于急性乙肝的提示意义比较大。

结合以上的介绍，其检测结果就比较容易理解，可以总结为表6-1。

表6－1　乙肝血清标志物检查结果及其意义

标志物	HBsAg	HBeAg	HBsAb	HBeAb	HBcAb	结果分析
三项阳性	+	+	−	−	+	急、慢性感染期（俗称"大三阳"）
	+	−	−	+	+	感染的恢复期或为慢性抗原携带者（俗称"小三阳"）
	−	−	+	+	+	乙肝恢复期
两项阳性	+	−	−	−	+	急、慢性乙肝
	−	−	+	+	+	乙肝恢复期或有乙肝病史
	+	+	−	−	−	急性乙肝的早期
	−	−	+	−	+	具备乙肝抵抗力（接种过乙肝疫苗或感染后已恢复）
单项阳性	+	−	−	−	−	乙肝潜伏期
	−	−	−	−	+	感染的窗口期或隐形携带者或受乙肝病毒感染
五项全阴	−	−	−	−	−	表明现在和过去都未感染过 HBV

乙肝两对半的检测是反映机体乙肝病情的基本检测项目，而临床的检测项目还包括 HBV-DNA 等。以上对于各种可能出现的检测结果的说明也让我们对于检测单上的各项指标有了初步的了解。现在临床上已经逐渐弃去"大三阳""小三阳"的称呼。因为随着研究的深入，这两个名称已经不能很好地表明疾病的严重性，仅仅以"大""小"作为区分过于粗浅，也不够全面，而是采用表6－1中的名称进行诊断。

3. 抵抗力

乙肝病毒的抵抗力很强，对热、低温、干燥、紫外线以及一般浓度的消毒剂均能耐受。其在37℃可以存活7天，在血清中30 ～ 32℃可保存6个月，在 −20℃中可以保存20年之久。病毒在100℃中10分钟或65℃中

10 个小时或者高压蒸汽消毒的条件下才可被灭活。乙肝病毒的这些特性，对医院医疗器械的严格消毒提出了很高的要求。其在血制品中也可长时间稳定存在，因此，对于血制品的检测，也是不容忽视的一环。

乙肝侵略之路

既然乙肝如此难以治疗，弄清楚它是如何一步一步侵略人体就显得格外重要，乙肝究竟是通过怎样的途径传播的呢？乙肝的主要传染源是患者和乙肝病毒携带者。它的传播途径非常复杂和多样，主要包括：母婴传播、血液传播、性传播、接触传播。前面三者我们都很好理解，其中随着乙肝相关知识的普及和免疫规划的实施，母婴传播是目前我国乙型肝炎病毒传染的最主要途径。另外，读者们可能对接触传播感到好奇，既然乙肝可以通过接触传播，那我们和乙肝携带者一起工作生活是不是处于被感染的危险之中呢？其实这里的接触传播主要是指有体液交换的生活接触，如共用剃须刀、牙刷等卫生用品，因为 HBV 病毒有可能会随着不起眼的小伤口潜入人体，这种情况多发生在家庭生活中，应当引起我们的注意，但也不能矫枉过正。

日常学习、工作或生活接触，如同一办公室工作（包括共用计算机等办公用品）、握手、拥抱，同住一宿舍、同一餐厅用餐和共用厕所等无血液暴露的接触，一般不会感染 HBV。面对乙肝患者，我们要注意自我防护，但完全不需要将患有乙肝的同事、朋友或同学"拒于千里之外"。

世纪之战打响

HBV 侵入人体后，人体就开始了一场和乙肝病毒之间的旷日持久的战争。让我们从婴儿感染病毒开始回顾这场充满了血与泪的世纪之战。

1. 和平的表象

5 岁以下的儿童由于免疫系统尚未发育成熟，面对敌人时不能很好地识破其真面目。因此，乙肝病毒入侵后便趁机进入肝脏细胞大量复制繁殖。即便体内病毒肆虐，孩子肝脏本身也没有受到很大的损害，血清转氨酶的水平也不高。这是为什么呢？正如前文所述，机体的免疫系统清除病毒的过程是一个"忍痛割爱"的过程，孩子的免疫系统尚不成熟，所以既杀不了病毒，也不摧残肝细胞。但这种"和平"只是虚伪的表象，病毒没了管束，疯狂地复制来扩大军力，我们的机体却不自知。孩子体内的病毒含量很高又没有症状，真可称为乙肝病毒的"加强版"传染源了。

2．发现劲敌

随着年龄的增长，机体的免疫系统逐渐发育成熟，就在某一天，我们身体的卫士惊奇地发现，我们的体内竟然潜伏着这么强劲的一个敌人——乙肝病毒。免疫系统自然不会坐视不管，战争正式开始了，免疫系统开始了对病毒的特异性识别和免疫清除过程。在这个过程中，60%～70%的患者可以取得阶段性的胜利[①]，将机体内的病毒全面打压；而其余患者的免疫系统不仅没有办法制约病毒，反而使自身的肝脏细胞受到巨大的损伤，这时候仅仅依靠身体的免疫系统已经难以对付敌人，需要药物长期的支持，战争陷入了胶着阶段。

3．特殊战场

但是也有一部分特殊的患者，免疫系统发起进攻后，他们体内的肝炎病毒一看情势不妙，马上改头换面——发生了变异，以逃避免疫系统的攻击，虽然其"大三阳"也转换成了"小三阳"，但肝功能会反复出现异常，这时候病毒在我们体内的复制并没有被抑制，只是我们的免疫系统认不出敌人了。一旦发生了变异，我们的机体面临的就是病毒的"特种部队"，在这个特殊战场上，仅仅靠机体的免疫系统往往无法取胜，必须使用药物进行治疗。

4．战争的结局

上述取得了阶段性胜利的患者，随着年龄的增长和免疫系统的进一步发育，在免疫系统的严格监视下，可以进一步控制病毒，最终使乙肝表面抗原也转换为阴性，此时才标志着这场战争的真正胜利。即便不幸首战未捷，若进行规范的抗病毒治疗，为机体装配上武器，病毒也不能掀起多大风浪，但可能需要用一生的时间来与乙肝病毒抗争。就怕有些患者既没有坚固的免疫防线，又不装配武器，任由病毒涂炭肝脏细胞，最终走向了失败的结局。

[①] 叶卫江：《战争与和平——人体与乙肝病毒的斗争史》，载《肝博士》，2013年第5期，第24—25页。

　　一代又一代的科学家们为了让人类能够取得这场与乙肝病毒的世纪之战的全面胜利，倾注了毕生的精力深入研究我们的敌人，总结战斗经验。他们提出，感染 HBV 的年龄是判断慢性化的最好指标，感染者的年龄越小，成为慢性携带者的概率越高，发展为肝纤维化、肝硬化、肝癌的可能性越大。在围生期和婴幼儿时期感染 HBV，分别有 90% 和 25%～30% 发展成慢性感染。而在青少年和成人期感染 HBV 者，仅有 5%～10% 发展为慢性[①]，且一般无虚伪和平的阶段。这说明了将乙肝疫苗列入计划免疫接种的重要性，对付乙肝，真的需要"从娃娃抓起"。

乙肝肆虐的表现

　　乙肝病毒步步为营地侵入机体后，我们的肝脏细胞要么就伤痕累累，要么就成了病毒种子的"储存库"。肝脏细胞受到破坏，当然要呼救啦！可是，我们怎么才能听到肝脏细胞的呼救呢？也就是说，患了乙肝，出现什么表现时需要引起我们的注意呢？

　　乙肝病毒可以引起急性肝炎（病程小于 6 个月）和慢性肝炎（病程大于 6 个月）。它们的共同症状有全身乏力、食欲减退、恶心、呕吐、厌油、腹胀和肝区疼痛等。其中，急性肝炎又可分为黄疸型和无黄疸型。所谓黄疸，就是患者发现自己的皮肤、巩膜变黄，小便的颜色也加深了，部分患者还会出现一过性的粪色变浅、皮肤瘙痒、心动徐缓等梗阻性黄疸的表现，这些一般都会引起患者的注意。但乙肝病毒非常狡猾，为了不让我们发现，一般起病较缓，急性乙型肝炎已经非常少见了。

　　慢性乙型肝炎依据病情的轻重也可以分为轻、中、重三度。轻度肝炎病情较轻，可反复出现肝炎症状，检查时肝脏功能仅有 1 项或 2 项轻度异常。中度肝炎的症状介于轻度和重度肝炎之间。重度肝炎有明显而持续的肝炎症状，而且还会有面色发黑，皮肤干燥、粗糙等肝病面容，颈部或上胸部有压之褪色的小红痣，或者是手掌大小鱼际发红等表现，脾脏也可能增大，体检时可见转氨酶反复或持续升高，白蛋白降低、丙种球蛋白明显升高等。如果这个时候还没有及时到医院就诊，可能会发展到重型肝炎的

---

　　① 《世界卫生组织颁奖表彰我国儿童乙肝防控成就》，载《中国药房》，2014 年第 12 期，第 1145 页。

地步。此时患者会出现极度的乏力和严重的消化道症状。进一步发展会出现神经、精神症状，包括嗜睡、性格改变、烦躁不安和昏迷等。即便没有出现如此严重的症状，慢性肝炎长期损害肝脏会引起肝硬化。当走到最后一步时，也就是我们谈之色变的肝癌了。

由于乙肝引起的肝炎有起病缓慢、症状隐匿、缺乏特异性的特点，因此，大部分乙肝患者都是在健康体检时发现自己患有乙肝的。定期进行健康体检非常重要，了解自己的身体状况，关注个人健康，早期发现、早期诊断、早期治疗，乙肝就不会发展到覆水难收的地步。

难治的噩梦

正如上文所述，由于病毒种子的存在，乙肝无法实现完全治愈。目前，治疗乙肝的目标是最大限度地长期抑制 HBV 复制，减轻肝细胞炎性坏死及肝纤维化，延缓和减少肝功能衰竭、肝硬化、肝癌及其他并发症的发生，从而改善患者生活质量和延长患者生存时间，但尚不能彻底清除 HBV。

令人遗憾的是，用于治疗乙肝的药物和疗法虽然很多，但效果却不理想。研究证明，治疗乙肝最有效的方法就是实施规范的抗病毒治疗。目前，国际公认的治疗慢性乙肝的药物包括干扰素类和核苷类似物类的药物，具体的用药方案还要根据患者的肝脏功能和对药物的反应来制定。

患者除了要积极地进行药物治疗，也要注意改善生活习惯，保证充足的休息，戒酒，饮食清淡和保持轻松愉快的心情等。为了防止肝脏功能走向衰竭甚至发生肝癌等情况发生，患者要长期坚持规范的治疗，定期进行检查，也要有与乙肝长期抗争的心理准备。

奋起反击

虽然取得与乙肝的战役的胜利是艰难的，但万里长征我们尚不畏惧，何况乙肝。在乙肝的防控方面，我国取得了非常辉煌的成就。抗击乙肝，提升全民的健康水平，为世界抗击乙肝提供经验和依据，中国一直在努力。

1. 实现"从娃娃抓起"

抗击乙肝的关键就是"从娃娃抓起"。我国于1992年将乙肝疫苗纳入计划免疫管理，建议新生儿出生后24小时之内接种首剂乙肝疫苗，并分别在1、6月龄时各接种1剂乙肝疫苗，但在当时，疫苗及接种费用由家长自己承担。2002年后，乙肝疫苗开始免费，只收取服务费，使接种率大大提高。

将乙肝疫苗纳入计划免疫可谓是一项伟大的政策。全球疫苗免疫联盟认为，中国控制乙肝所取得的成效，是21世纪全球最伟大的公共卫生成就。2014年，中国疾病预防控制中心对全国1～29岁人群进行乙肝血清流行病学调查，结果显示，1～4岁、5～14岁和15～29岁人群HBsAg阳性率分别为0.32%、0.94%和4.38%[1]。

2. 加强血制品检测

鲜红的血液象征着生命的明艳和灿烂，但是输血带来的风险也一直不容小觑。只需要一点点血液，乙肝病毒就能够在人体内肆虐，而2015年之前的血液制品检测流程无法筛选出HBsAg阴性的HBV携带者献出的血液，这让人不寒而栗。但从2015年起，我国开启了对HBsAg阴性献血员进行乙肝病毒核酸（HBV DNA）检测，大大降低了因输血和血制品引起HBV感染的风险。

3. 减少医源性感染

医源性的感染在乙肝的传播中也占有一席之地，多是由于医院的医疗器械消毒不合格或者是使用了不安全的血液制品等导致的。患者来到医院时本身并未感染乙肝，若因医务工作者的疏忽而使患者患上乙肝这样一个可能需要毕生用药的疾病，不仅辜负了患者的信任、违背了医生的职业道德，也不为法律所容。因此，不仅医院方面要加强管理，医务人员也需要将操作规范时刻牢记于心。

4. 反对歧视

乙肝歧视现象是众多乙肝患者心头无法言说的隐痛，最终会在沉默中爆发，于是有了文章开头的事件的发生。为了维护乙肝患者的权益，

---

① 袁平戈：《我国由乙型肝炎病毒感染"高流行区"降低到"中流行区"》，载《肝博士》，2015年第5期，第28—29页。

2010 年 2 月，人力资源和社会保障部、卫生部和教育部联合发布《关于进一步规范入学和就业体检项目维护乙肝表面抗原携带者入学和就业权利的通知》，规定取消就业和入学时的强制性乙肝检查。乙肝患者作为如此大的一个群体，不应被排斥于社会之外，相反更应该被理解和关怀。

广东分战场战况

广东省地处祖国的最南端，一直以其开放和包容的胸怀接纳着海内外的人员。作为改革开放的前沿阵地，广东省吸引了全国人民大量南下寻求发展的机会。"东南西北中，发财到广东"，这句话正是广东省经济繁荣昌盛的写照。然而，与发展的机遇并驾齐驱的还有疾病传播的风险，大量的流动人口也使乙肝的传播变得更加复杂。

据广东省卫计委数据显示，2017 年全省共报告甲、乙类传染病 381 347 例，死亡 1 080 人，发病率为 346.71/10 万，死亡率为 0.98/10 万，病死率为 0.28%。报告发病数居前五位的病种依次为乙肝、肺结核、梅毒、淋病和丙肝，占发病总数的 93.45%。死亡数居前五位的病种依次为艾滋病、肺结核、乙肝、狂犬病和 H7N9，占死亡总数的 97.96%。

从以上的数据中不难看出，尽管乙肝疫苗接种率已达 90% 以上，乙肝在发病方面的"老大"地位仍然岿然不动，在死亡数方面排名也不逊色。乙肝一直以这样的方式提醒着我们："革命尚未成功，同志仍需努力，不要掉以轻心，我还在这里。"

我们与乙肝的世纪之战还远远没有结束。即便在医疗水平高度发达的今天，我们也要时刻对生命、对大自然心存敬畏。乙肝这个狡猾的敌人，将来会采取何种全新的变异进行伪装，对此我们还无法预测，但在全社会的共同努力下，相信在不久的将来，在世界卫生组织 2030 年消灭乙肝计划的带领和号召下，我们终会摆脱"乙肝大国"的称号，吹响胜利的号角！

沉默杀手

——丙型肝炎

响水路丙肝聚集性事件

广东河源紫金县，旧称永安县。许是永安及紫金的寓意不错，这个县城有着不错的自然条件，境内林木茂密、水源充足，全县八成以上为山岭、丘陵，素有"八山一水一分田"的称号。辖区九和镇的九和温泉，储水量大且水质极好，含有多种有益微量元素，曾被多位教授、专家称赞，誉其"天下第一泉"。然而，永安似乎并没有永远安宁。

2012年，多家媒体曝出紫金县的丙肝疫情。据报道，自2010年，紫城镇的响水路一带已检验出200余名感染者，大部分都是一家多人感染，最高者达7人之多①。广东省2011年全省丙型肝炎发病率为13/10万，按照这个比例来算，紫金县的丙肝发病率显然已超出全省平均水平。这条新闻引起了有关部门高度重视，广东省卫生厅、国家疾病预防控制中心先后派出人员介入调查。

为什么患者都会聚集在响水路一带呢？

记者采访了部分感染者，感染者们怀疑这与响水路的小诊所有关。这些感染者多在附近小诊所看病，有时他们会看见小诊所里的医生使用的不是一次性注射用品，而是重复使用同一针管，换上新的针头就给下一个人打针，因此，血液可能倒流进针管。医药公司人员因工作需要经常前往当地的医疗机构，他们也说确实曾看见过诊所医生为了节约成本，重复使用注射用品。以上是媒体的采访，只能作为一定的参考。

而国家和省、市联合调查组的调查结果表明，这个问题的答案与紫城镇城东卫生站的诊疗活动有关，同时有部分病例可能与小诊所等基层医疗

---

① 来源：《第一财经日报》，2012年2月24日第A04版。

机构的注射、口腔治疗、静脉输液和母婴传播及性传播有关。调查结束后，紫金县卫生局对相关违规机构进行了处罚，并在该县人民医院设立病人专区以收治丙肝患者。

除了大多都居住在响水路一带，这次丙肝疫情中的感染者们还有一些相似性，那就是他们都是在偶然情况下得知自己感染丙肝，并且几乎都是第一次听说丙肝这种可怕的传染病。丙肝是感染丙肝病毒（hepatitis C virus，HCV）所致，是一种国家规定的乙类法定传染病，但对这个小县城的人而言，丙肝还只能算是一个很新鲜的名词。

沉默的"杀手"

HCV 属于黄病毒科，是一种 RNA 病毒。病毒粒子直径约 $45 \sim 65nm$，最外面是一个脂质双层，两种包膜糖蛋白（E1、E2）如同许多颗图钉，有秩序地插在脂质双层里，脂质层内包裹着由蛋白质及 RNA 组成的核衣壳[①]。

HCV 这个小病毒很善变。由于其 RNA 酶缺乏校对功能，每繁殖一代，病毒就可能发生变异，核酸突变率高达 1.44×10^{-3} 核苷酸（10 的负 3 次幂并不小，要知道一般病毒复制中的自然突变率只有 $10^{-5} \sim 10^{-8}$，即丙肝突变率增加了 $100 \sim 100\,000$ 倍）。同时，HCV 的复制速度很快，在人体内每天可约有 10^{12} 个新生病毒产生[②]。高突变率、高速的复制以及一定的重组，使 HCV 成为一个"千面郎君"，可变化成多种样子——众多基因型。

丙肝病毒也是很狡猾的。进入人体后不久，丙肝病毒高速复制产生大量新生病毒并造成急性感染，可有皮肤巩膜黄染（黄疸）、疲劳、右上腹部疼痛等不适症状。但若急性感染症状太明显，岂不是很快就会引来宿主对付自己了？它得想办法隐藏自己不被发现。因此，在大多数情况下，急性 HCV 感染没有明显的症状。丙肝病毒这一招，使大多数病人在未发现

---

① Manns, MP, M. Buii, E. Gane, et al. Hepatitis C virus infection. In Nature Reviews Disease Primers, 2017, 3：17006EP.

② 赵璐、冯悦、夏雪山：《HCV 基因型的差异性流行与进化》，载《遗传》，2012 年第 34 卷第 6 期，第 666—672 页。

明显异常情况时便进入了慢性感染期，以致丙肝慢性感染率高达75%～85%①。只有少数人在感染6个月内可通过自身免疫系统清除丙肝病毒。

经过20年左右的潜伏后，10%～20%的慢性感染者会发展成肝硬化。更为严重的是，作为国际公认一类致癌物的丙肝病毒，会使约5%的慢性感染病人发展成肝癌②。而这几十年里，丙肝病毒在平静的水面下隐藏得极好，轻易不泛起涟漪，以免引人察觉。据估计，全世界有90%的HCV感染者没有意识到自己的感染状况③。多数丙肝患者多年没有明显的症状，当他们发现患上肝硬化时，才知道自己不知何时感染了HCV这种会危及生命的病毒。故而，全世界每年因未经治疗导致严重肝病而死亡的丙肝患者多达50万人④。

起病隐匿，隐秘潜伏长达数十年，发病时一出手就是肝硬化、肝癌这等大招，丙肝病毒凭借善变及狡猾的性格成为一个沉默的"杀手"，悄然间做着要人性命的事情。

丙肝的"势力"

如今，全球丙肝病毒感染的流行率为2%～3%，相当于有1.3亿至1.7亿人感染丙肝病毒，"势力"颇大⑤。由于社会经济及文化等因素，各个国家或地区的丙肝流行特点并不相同。

丙肝的主要驻扎地在发展中国家，北美、北欧和西欧等地的大多数发

---

① Manns, MP, M. Buti, E. Gane, et al. Hepatitis C virus infection. In Nature Reviews Disease Primers, 2017, 3: 17006EP.

② 赵璐、冯悦、夏雪山：《HCV基因型的差异性流行与进化》，载《遗传》，2012年第34卷第6期，第666—672页。

③ Thrift, A P, H. B. Elserag, F. Kanwal. Global epidemiology and burden of HCV infection and HCV-related disease. In Nature Review Gastroenterol Hepatol, 2017, 14 (2): 122—132.

④ Thrift, A P, H. B. Elserag, F. Kanwal. Global epidemiology and burden of HCV infection and HCV-related disease. In Nature Review Gastroenterol Hepatol, 2017, 14 (2): 122—132.

⑤ Hajarizadeh, B, J. Grebely, G. J. Dore. Epidemiology and natural history of HCV infection. In Nature Reviews Gastroenterology & Hepatology, 2013, 10 (9): 553—562.

达国家以及澳洲、日本呈现低水平 HCV 感染。在流行区上，丙肝表现出了一副"嫌富爱贫"的样子。

非洲和中东地区的感染率最高，埃及和喀麦隆这两个非洲国家的感染率更是超过了 10%，其中，埃及以 15% 的成人感染率成为世界上丙肝感染率最高的国家。不过，非洲国家虽是丙肝感染率的世界之最，在人数方面却棋差一招。亚洲的许多国家感染率较低，可亚洲的人口毕竟是七大洲中最多的，这就使亚洲成为丙肝感染人数最多的地区。我国作为世界上人口最多的国家，以将近 3 000 万的感染人数获得了"世界上 HCV 感染人数最多的国家"这个不太光彩的称号，再加上乙肝，二者着实为我国扣上"肝炎大国"这顶帽子贡献了不少力量。紧随我国其后的 4 个国家分别是印度、埃及、巴基斯坦、印度尼西亚，除埃及外其他 3 个都是亚洲的人口大国。

如今，丙肝疫情很严峻，是一个严重的公共卫生问题。就我国而言，丙肝的发病率及死亡率仍位居前列。广东省的丙肝发病率这几年在乙类法定传染病中的排名中从未掉出前五名。

目前，世界不同地区分离的病毒株，HCV 家族已经确定了 6 个主要的成员——拥有 1 ～ 6 型共 6 种基因型，每种基因型又包括许多亚型，比如 1a、1b，亚型[①]以下的单位不胜枚举。不同的家族成员所发展的"势力"范围也有所差异。

1 型"人际交往"能力很不错，呈世界性分布，哪里都有它们的足迹，其中中国、美国、日本和欧洲以 1 型为主。其他几个基因型则更偏安一隅，比如 3 型主要流行于南亚，4 型主要占领中非和中东地区，5 型主要发现于非洲南部，6 型主要在东南亚和东亚流行[②]。

去你的，小丙肝

细心的读者或许从紫金县的疫情中发现了丙肝病毒可通过血液传播。与乙肝相似，血液传播正是丙肝病毒的主要传播途径，其主要危险因素包

[①] 核苷酸差异率大于 30% 为不同基因型，15% ～ 30% 之间为不同亚型。

[②] Thrift, A P, H. B. Elserag, F. Kanwal. Global epidemiology and burden of HCV infection and HCV-related disease. In Nat Rev Gastroenterol Hepatol, 2017, 14 (2)：122—132.

括静脉吸毒共用针具、医源性传播（包括重复使用注射用具、医疗器械消毒不严格等）、输入含丙肝病毒的血液或血制品等。地区不同，主要危险因素也不同。在欧美及澳大利亚等经济发达的地方，丙肝病毒感染的最大传播途径是静脉吸毒，欠发达地区则是以医源性传播及输入含丙肝病毒的血液或血制品为主。

丙肝病毒的传播途径还包括性传播及母婴垂直传播，这两种方式较为少见。皮肤损伤、不安全的文身、皮肤损伤性美容等通过皮肤或黏膜的途径感染也是小部分人感染的原因①。

丙肝病毒的抗体不具有保护性，因此，目前没有丙肝疫苗可供接种。未感染丙肝病毒的人，可以基于丙肝病毒的传播方式进行初级预防，以免遭丙肝病毒的毒手。首先，避免高危行为，如静脉吸毒共用针具，未经安全套保护的性行为等。其次，不重复使用针具，若有黑心诊所重复使用针具请拒绝，并记得向有关部门举报。再次，不去卫生不规范的地方美容、文身等，医务人员保护好自身、避免职业暴露，感染丙肝病毒的母亲应进行相关治疗以避免将病毒传给宝宝。最后，相关部门应严格对血液及血液制品进行病毒筛查，不接受丙肝感染者献血，等等。

虽然丙肝和乙肝有着一些相似的传播途径，但是丙肝的治疗情况却乐观得多。与乙肝尚缺乏治愈措施相比不同，在大部分情况下丙肝是可以治愈的。因此，已感染丙肝病毒者须尽早开始治疗，且目标在于治愈，否则后患无穷。目前使用直接作用抗病毒药物（direct-acting antiviral agents，DAAs）的丙肝治愈率超过90%②，但DAAs的使用率很低，主要原因是感染者们不知道自己已经中招。如此一来，积极主动检测丙肝病毒就显得十分重要，益处也多。若检测出为感染者，立刻进行治疗可早一些将丙肝的肝脏破坏计划扼杀在摇篮中，这同时也是对他人的一种保护。

为了控制病毒性肝炎，2016年5月，世界卫生大会通过了《2016—2021年全球卫生部门病毒性肝炎战略》。该战略强调了全民健康覆盖的关键作用，阐述了将病毒性肝炎作为一种公共卫生问题予以消除的愿景，并

---

① 崔妹娟、王晓春：《丙型肝炎流行状况及危险因素的研究进展》，载《中国艾滋病性病》，2014年第20卷第2期，第141—144页。

② Manns，MP，M. Buti，E. Gane，et al. Hepatitis C virus infection. In Nature Reviews Disease Primers，2017，3：17006EP.

将此定为全球目标，即到2030年将病毒性肝炎感染减少90%，并将病毒性肝炎造成的死亡人数减少65%[①]。

　　全球目标，还需全世界人民的共同参与、共同努力才能实现。预防、检测、治疗，假若我们每个人积极参与进来，把各个方面都做好，丙肝病毒还能猖狂吗？一定不会！那时我们就可以高兴地告别沉默"杀手"——丙肝。

---

　　① WHO. Hepatitis C. http://www.who.int/news-room/fact-sheets/detail/hepatitis-c.

乙肝追随者

——丁型肝炎

乙肝患者李女士的故事

家住广州的李女士患乙肝多年，不过病情一直控制得不错，身体各方面的情况都比较稳定。但这一年，她开始出现胃口不太好、吃饭时厌油、恶心、小便发黄，并伴有浑身乏力、巩膜变黄等症状。最初，李女士认为这些症状可能是由于自己太累或者没休息好引起的。但随着症状的持续，渐渐地，这些症状同她被诊断为乙肝时曾出现过的症状相重叠。这下李女士开始担心自己的乙肝病情有可能恶化了，便赶紧去医院就诊。

检查结果显示李女士的 ALT[①]、AST[②] 等指标明显升高，乙肝病毒量变化不是很明显，但是丁肝病毒 RNA、抗体阳性，医生诊断李女士为"乙肝重叠感染丁肝"。对于从未听说过丁肝的李女士来说，丁肝可是一个极新鲜的词。她很疑惑，丁肝是什么？这和自己的乙肝又有什么区别？怎么乙肝没好又患上丁肝了呢？就此，她询问了自己的诊治医生。

医生告诉李女士，乙肝患者如果过于劳累或者没有休息好，病情确实很容易发展。但是，也有不少像李女士这样重叠感染丁肝的患者，明明自己乙肝病情控制得不错，却出现了小便发黄、浑身乏力、食欲不振等肝炎病毒活动时的症状。医生还向李女士解释道，丁肝又称丁型肝炎，是由丁型肝炎病毒（hepatitis D virus，HDV）导致的一种病毒性肝炎。丁肝病毒是一种缺陷病毒[③]，没有属于自己的病毒外壳，要结合乙肝病毒外壳后才

---

① ALT：丙氨酸氨基酸转移酶，即为日常所说的"谷丙转氨酶"。

② AST：天门冬氨酸转移酶，即为日常所说的"谷草转氨酶"。

③ 缺陷病毒：因病毒基因组不完整或者基因某一位点改变而不能进行正常增殖，复制不出完整的有感染性的病毒颗粒。

成为完整病毒，具备复制及增殖等感染能力。因此，携带有乙肝病毒的患者容易合并感染丁肝病毒并引起临床症状。李女士这才对丁肝有了初步了解。

由于我国发病人数较少，人们对丁肝知之甚少。就广东省而言，2017年丁肝报告数只有60例（可能存在未被检测出的未知病例）。但令人担忧的是，一旦感染丁肝，病人发生严重肝病的可能性大大增加。丁肝这个家伙似乎在用这个方法，妄图进入人们的视野之内，证明自己确实有被了解的必要。

那么，丁肝作为一种传染性疾病，除了医生所解释的，还有哪些内容有待了解呢？

全靠乙肝病毒

丁肝病毒体型微小，仅有 35nm。病毒颗粒内部由一个闭合的环状 RNA 和与之结合的丁肝病毒抗原（HDAg）组成，最外面包裹乙肝病毒的乙肝表面抗原（HBsAg）和相关脂质。

当人体感染丁肝病毒后，丁肝病毒进入肝细胞内进行复制，其自身及复制产物都可对肝细胞造成损伤。然而，能进去可不代表能出来。如果进入肝细胞内的丁肝病毒没有乙肝病毒为其提供 HBsAg，其虽然能复制，却不能释放到细胞外感染其他细胞，从而不具有感染性，丁肝病毒在人体内也就掀不起风浪。

换句话说，丁肝病毒能使人致病全靠乙肝病毒。因此，HBsAg 携带者对于丁肝病毒来说具有优越的复制条件，并且足够它发挥致病潜能。

慢性乙肝病毒感染之后再感染丁肝病毒称为重叠感染，也就是故事里李女士的感染模式。有研究表明，与乙肝病毒单独感染相比，重叠感染时发展为慢性肝炎的风险增加了 3 倍；绝大多数重叠感染的慢性乙肝患者，会发展为慢性丁肝病毒感染。随着时间的推进，大多数情况下患者的 ALT 和 AST 水平持续升高。同时，一旦发生慢性丁肝病毒感染，先前的基础肝脏疾病就会恶化。15% 的慢性肝炎患者在 1～2 年内有可能会出现肝硬化，而在 5～10 年内，有 70% 的病例会出现肝硬化，最终发展为肝癌而死亡①。

既往未携带乙肝病毒的个体，同时感染乙肝病毒及丁肝病毒称为联合感染。联合感染中，两种肝炎病毒狼狈为奸一同破坏肝细胞，感染者多表现为急性肝炎。急性期感染所表现的临床特点与急性乙型肝炎相似，会有食欲减退、恶心、呕吐、厌油、腹胀等消化道症状，及全身乏力、肝区痛、尿色加深、巩膜和皮肤出现黄染等症状，一般预后良好，经治疗后大多可以恢复。极少数的感染者表现为急性重症肝炎，病死率极高。

丁肝的过去和现在

从被发现至今，比起登革热、基孔肯雅，丁肝病毒的年纪不算太大。

20 世纪 70 年代中期，丁肝病毒于意大利都灵被发现。学者 Rizzetto 在一批慢性乙肝病人的肝脏组织中发现了一种新的核抗原，同时证实这种新抗原与乙肝病毒抗原不同，Rizzetto 将其命名为 δ 抗原。经过反复研究，他发现 δ 抗原似乎只存在于 HBsAg 携带者体内。因此，Rizzetto 认为其是乙肝病毒新的标志抗原，但性质尚未弄清。

1978 年，研究人员利用黑猩猩模型，证明 δ 抗原与一种单独的、有缺陷的 RNA 病毒有关②。而后研究者发现该病毒在某些嗜肝病毒属病毒的帮助下才具有感染性，其中，与人类感染有关的就是人乙肝病毒。为了符合肝炎病毒的命名法，这种 RNA 病毒被命名为丁型肝炎病毒。

20 世纪 80 年代，丁肝病毒在世界范围内流行。20 世纪 80 年代末，全球至少有 1 500 万的 HBsAg 携带者③，他们当中可能有人也同时感染了丁肝病毒。

随着卫生条件的提高及乙肝疫苗接种等原因，20 世纪 90 年代丁肝发病率显著下降。随后的 20 年里，丁肝发病率进一步下降，使人们相信丁

---

① Sureau，C，F. Negro. The hepatitis delta virus：replication and pathogenesis. In Journal of Hepatology，2016，64（1 Suppl）：S102.

② Smedile，A，M. Rizzetto. HDV：thirty years later. In Digestive & Liver Disease，2011，43（1）：S15—S18.

③ Ciancio，A，M. Rizzetto. Chronic hepatitis D at a standstill：where do we go from here? In Nature Reviews Gastroenterology & Hepatology，2014，11（1）：68.

肝病毒可被根除，然而，事实却并非如人们所期望的那样。

过去的 10 年里，丁肝病毒的感染率并没有进一步下降。在意大利、德国、英国和法国，HBsAg 携带者的丁肝发病率保持稳定。美国的情况则有所加重，有研究观察到 HBsAg 阳性的吸毒者的丁肝病毒感染的比率高达 34.5%～50%。蒙古、土耳其东部、巴基斯坦、伊朗、塔吉克斯坦、加蓬、喀麦隆、尼日利亚和毛里塔尼亚等国家的 HBsAg 携带者中，约有 20% 的人感染了丁肝病毒[①]。在一些乙肝病毒仍然没有很好控制的发展中国家，丁肝病毒的流行病学调查结果没有发生变化。

现如今，全球约有 1 500 万至 2 000 万人感染丁肝病毒。在中国，约有 10% 的乙肝病毒感染者可能感染了丁肝病毒[②]。中国是乙肝大国，慢性乙肝患者约占世界总数的三分之一，而广东省是我国的乙肝大省之一。基于此，积极防控感染丁肝病毒是很有必要的。

一举两得

预防传染病有"三部曲"，即管理传染源、切断传播途径、保护易感人群。只要针对这三个方面进行控制，传染病的预防其实并不难。

丁肝的主要传染源是丁肝患者及丁肝病毒携带者。急性期感染者传染性较强，因此应将其隔离至急性期结束，感染者的分泌物等也应进行严格消毒。

丁肝的传播途径与乙肝相似，包括血液传播、日常生活密切接触传播、性传播、母婴传播等。因此，应不重复使用针具，不去卫生不规范的地方美容、文身，避免破损的伤口接触传染源的血液；避免高危行为，如静脉吸毒共用针具，未经安全套保护的性行为等；感染的母亲应进行抗病毒治疗以避免将病毒传给孩子，等等。

人类对于丁肝病毒普遍易感，但丁肝抗体对人体没有保护性，因此，目前还没有丁肝疫苗可供接种。幸运的是，丁肝病毒有致命弱点——它必

---

① Ciancio, A, M. Rizzetto. Chronic hepatitis D at a standstill: where do we go from here? In Nature Reviews Gastroenterology & Hepatology, 2014, 11 (1): 68.

② Goyal, A, J. M. Murray. Roadmap to control HBV and HDV epidemics in China. In Journal of Theoretical Biology, 2017, 423: 41—52.

须依靠乙肝疫苗病毒的帮助。中国有句古话叫"擒贼先擒王"，只要没有乙肝或者不感染乙肝病毒，丁肝再有能耐也无计可施。因此，积极接种乙肝疫苗既能预防乙肝病毒传播也能预防丁肝病毒传播，可谓"一苗两用"。我国的乙肝疫苗接种率逐步提高，这可能也是我国丁肝感染病例较少的原因之一。

相同的切断传播途径方法、"一苗两用"，细心的朋友应该从这两点已经看出，预防乙肝亦是预防丁肝。仅通过同样的措施便可以预防两种传染病，实在是一举两得。

其实，若是算上治疗方法，乙肝与丁肝的防治问题可以算是一举三得的事情，因为丁肝的治疗方法与乙肝一样，须进行核苷类似物或者干扰素等抗病毒治疗、对症及支持治疗等，但效果也和乙肝一样，即不能治愈丁肝。

尚存的困难

世界卫生组织提出了2030年全面消灭病毒性肝炎的目标，但是，目前距离消灭丁肝还有一些困难尚待解决。

首先，除了没有丁肝疫苗可供预防之外，现有的丁肝治疗方法并不能治愈丁肝。

其次，防控源头由乙肝入手更为有效，目前国内致力于提供新生儿乙肝疫苗接种和抗病毒治疗以减少感染，但是效果需要很长的时间才能显现。并且，丁肝防控还存在一些来自公众方面的问题，如成人乙肝疫苗接种率低、接种意识有限，乙肝疫苗接种者体内抗体滴度随着接种时间的延长可能下降至不足，公众缺乏乙肝及丁肝的防控知识等。

最后，随着全球化带来的经济发展，人员的流动更加快速，传染病的流行特点也变得更快。例如，北欧的丁肝感染率虽较低，但是大多数感染者是来自土耳其等国家的移民，这些移民便对本地的流行情况造成了一定的影响[1]。因此，国与国之间、地区与地区之间的联合防控，永远是传染病防控中不可缺少的一个部分，也是我们需要一直努力的方向。

---

① Ciancio, A, M. Rizzetto. Chronic hepatitis D at a standstill: where do we go from here? In Nature Reviews Gastroenterology & Hepatology, 2014, 11（1）: 68.

　　为了实现世界卫生组织 2030 年全面消灭病毒性肝炎的目标，让丁肝没有未来，也让我们的未来更美好，无论是研究者、公众，还是管理者，我们每个人都还需要在各自的层面继续努力。这是目标，也是我们的责任。

潜伏者

——戊型肝炎

甲肝、乙肝我们都听说过，但是引起病毒性肝炎的远远不止这两种常见的病毒，还有丙肝病毒、丁肝病毒、戊肝病毒……今天我们来谈谈在角落里潜伏着、注视着我们，随时准备出动的另一种肝炎病毒——戊型肝炎病毒，它是引起戊型肝炎的元凶。

孕育一个新生命总是让人充满期待和幸福感，但对于浙江龙游的准妈妈齐女士来说，这份喜悦中还掺杂着一份担忧。32 孕周的她，仅仅因为一个月前在一次酒席中食用了不洁的海鲜，突然患上了戊肝。急转直下的肝脏功能不仅使齐女士的身体状况逐渐恶化，也对胎儿产生了极大的威胁。

面对这种母子都危险的状况，齐女士非常的紧张，她是那么期待这个小生命的降临。齐女士的医生一边安慰齐女士，一边尽心尽力地治疗，保肝保胎双管齐下。尽管最终孩子未到预产期就呱呱坠地，体重也偏轻，但最终母子平安。齐女士和宝宝在医生的守护下躲过了戊肝挥起的死神镰刀，虽然过程凶险，但最终齐女士还是如愿以偿地体会到了为人母的激动与欣喜。①

上述的小故事最后以圆满的结局收尾，但准妈妈们却应该对戊肝这个蛮横的家伙多加重视。戊肝这个"欺软怕硬"的病毒，倾向于感染免疫力低下的人，孕妇更易感，当孕妇突然感染戊肝病毒且引起急性肝炎时，可能会导致孕妇和胎儿发生生命危险。

戊肝的起源

1794 年，德国的科学家 Ludenscheid 发现了一种新的疾病。这种疾病

---

① 来源：《浙江在线》，载《钱江晚报》，2007 年 4 月 19 日。

早期的症状没有什么特殊性，就和普通的感冒一样，全身无力、食欲减退、关节肌肉疼痛、呕吐虚弱等。但是随着病情的进一步发展，部分患者出现了黄疸、皮肤瘙痒和尿色加深等症状。即便如此，患者们的症状也很快消失，疾病并没有引起很严重的后果，患者们也都很快就康复了。

细心的 Ludenscheid 并没有因为这种良好的预后而掉以轻心。经过深入研究后，他发现这是一种新的疾病。但由于技术的限制，他没能确定这种疾病的病原体。随着科技的进步，在 1991 年，科学家 Reyes 等人首次克隆出了病毒的全基因组并将该种病毒命名为戊型肝炎病毒（hepatitis E virus，HEV）。[①] 此后，人们终于认识了戊肝病毒的"庐山真面目"。

潜伏者——戊肝

比起乙肝，戊肝的名气小得多。这是由于戊型肝炎病毒引起的肝炎多表现为一个急性、自限性的过程。再加上早期病毒特别善于伪装，仅仅引起一些头疼脑热的症状，因此，大部分患者在得了戊肝后，还以为自己是得了个普通的感冒。另外，戊肝的预后相对较好，也让戊肝在人们心目中留下的印象不深。

但是，这是否意味着戊肝不值得重视呢？完全不是。戊肝常引起暴发流行，大部分戊肝患者仅有轻微的症状，甚至是仅仅让病毒在体内"溜达"了一下，没有引起症状，身体的免疫系统就将其扫地出门，还给它贴上了"红牌"登记在册——产生了保护性抗体。保护性抗体像一名忠诚的骑士，可持续守护机体免受戊肝病毒再次侵扰达 20 年之久。当然这是在平素身体健康、免疫力强的患者身上出现的情况。而在少数情况下，戊肝也可引起严重的并发症，如慢加急性肝病、肝外症状以及慢性肝炎等。所谓慢加急性肝病是指某些患者的肝脏已经受到了较长时间的疾病困扰，病程在半年以上，此时若合并感染了戊型肝炎病毒，可以使原本相对稳定的肝脏功能在半年之内迅速恶化，一般情况下预后不良，因为本就已经伤痕累累的肝脏，一般是承受不了这雪上加霜的打击的。因此，戊肝发生在有慢性基础肝病的病人身上时，可使病人迅速发展为肝衰竭。戊肝引

---

① Kamar, N, H. R. Dalton, F. Abravanel, et al. Hepatitis E virus infection. In Harefuah, 1994, 127 (7–8): 249.

起肝外症状虽然不多见，但是其严重程度却非常高，如神经系统的损害引起的周围神经病变、肾脏损伤引起的急性肾衰等。戊肝造成的慢性肝炎只在一些免疫力极其低下的病人身上发生，但如果机体的免疫功能到了这种地步，想必预后不容乐观。这时候感染的戊肝，可以说就是压死骆驼的最后一根稻草。

另外，值得注意的是，孕妇感染戊型肝炎病毒后病死率极高，为10%～25%。妊娠合并戊肝多发生于妊娠的中晚期，孕妇的直接死因常为急性重型肝炎和子痫、大出血等分娩期并发症。可能读者对于子痫这一词语感到陌生，它主要表现为孕妇在妊娠晚期、临产时或产后突然发生的眩晕头痛、手足抽搐甚至昏迷不醒。一旦发生，孕妇往往凶多吉少，病死率极高。这种情况的发生一方面与妊娠期间孕妇身体发生一系列改变引起肝脏的负担加重、免疫力低下有关，另一方面也与戊型肝炎病毒复制迅速，引起肝脏功能受损的速度较快有关。

戊肝病毒的真容

戊肝病毒是一种没有包膜，单股正链 RNA 病毒。病毒颗粒呈 20 面立体对称的球形[①]（如图 9 - 1 所示）。它的基因组全长 7.2～7.6kb，含有 3 个开放阅读框。什么是开放阅读框呢？如果说病毒的全部基因组是一部大辞典，那么其中的开放阅读框就是病毒在合成蛋白质时需要从中查找到的生命代码。它们可能在这部大辞典中只占据很小的位置，却是病毒合成蛋白质的直接指挥者。戊型肝炎病毒的第一个和第二个开放阅读框分别编码病毒的非结构蛋白、核壳蛋白，第二个和第三个阅读框部分重叠，可能编码部分核壳蛋白。核壳蛋白是病毒构建自身的"砖瓦"，而非结构蛋白主要是指一些酶类，它们可以为病毒的复制加速。可以说，戊肝病毒的结构并不复杂，但是其致病机制现在尚不清楚，可能其侵略肝脏细胞后迅速复制并引起的细胞免疫是引起肝脏细胞受损的主要原因。

---

① 吴小成：《宿主细胞中戊型肝炎病毒衣壳结合蛋白的筛选及 Grp78/Bip 介导病毒入胞的初步研究》（学位论文），厦门大学，2007 年。

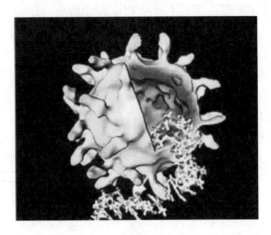

图9-1　戊型肝炎病毒粒子①

　　戊肝病毒家族按照基因型来分共有 8 个型别。迄今为止，在我国戊肝患者的血清或者粪便中只发现了 1 型和 4 型，以 4 型为主。

　　结合我国的流行情况，1 型和 4 型的戊肝病毒是我们面对的主要敌人。研究表明，4 型的戊型肝炎病毒致病性较 1 型弱，主要侵犯中老年人和免疫力低下者。4 型戊肝病毒是一种人兽共患的病原体，不仅可以感染人类，还可以感染动物，这种特性使它的传播来源大大增加。而 1 型戊肝病毒是人源性病原体，不能感染猪等哺乳类动物，因此，与 4 型戊肝病毒相比，它的侵略之路就窄了很多。

举旗进攻

　　戊肝的名气不大，但它却不甘心跑一辈子的龙套，因此，一旦有机会，它便要举起进攻的大旗，借着各类食物进入人体兴风作浪一番。1986—1989 年，在新疆南部，戊肝这个小东西终于找准了机会，使我国

---

　　①　宁海强：《上海地区猎戊型肝炎分子流行病学调查》（学位论文），山东农业大学，2007 年。

暴发了世界上规模最大的戊肝流行，① 可谓是极大的风光了一把。面对戊肝，我们必须弄清楚它走近我们的每一个步骤，才能对症下药，切断它的传播。

戊肝的传染源包括潜伏期末期（或急性期早期）的戊肝患者和隐性感染者。另外，在我国主要流行的 4 型戊肝病毒的传染源还可为多种动物。其中，猪是其重要的自然宿主和传染源，戊肝感染率较高，且作为我们餐桌上的主要食物，它们与人类接触密切，也为戊肝的传播打开了方便的大门。

戊肝的传播途径包括消化道传播、输血传播、母婴传播和密切接触传播。其中，消化道传播是最主要的传播途径，包括患者、隐性感染者或者猪的粪便污染生活用水而引起的水源性传播和污染食物导致的食源性传播等。同在一个居住环境的家庭成员，每天同吃同住，一旦其中的一个人患有戊肝并且污染了家里的食物、用具等，其他家庭成员也难免要中招。

人群对戊型肝炎病毒普遍易感，各个年龄段感染后均可发病。食品从业人员因与病毒接触的机会较多而成为高危人群。但因为有抗体"骑士"的持久保护，人体再次感染时症状较轻微，戊肝病毒还没来得及掀起什么大风大浪就偃旗息鼓了。

1 型戊型肝炎病毒引起的人源性戊肝主要流行于公共卫生保障不足的欠发达地区。由于粪便的处理不当，在发生大暴雨或洪水季节时常会导致生活用水被污染引起戊肝大流行。而 4 型戊肝病毒由于还存在猪这一重要的自然宿主和传染源，其引起的戊肝可表现为全年散发或食源性的小暴发。随着我国经济的发展，全国的环境卫生水平逐渐提高，我国的流行戊肝病毒由过去的 1 型向目前的 4 型转变，在公共卫生领域取得的进步固然可喜，但食品安全领域存在的问题仍不能够掉以轻心。②

① 周勃：《戊型肝炎的流行病学进展》，载《职业与健康》，2016 年第 32 卷第 1 期，第 138—142 页。

② 张军、吴婷、夏宁邵：《戊型肝炎诊断、预防及治疗新进展》，载《传染病信息》，2013 年第 26 卷第 2 期，第 89—92 页。

防治戊肝的利器

戊肝是一种典型的"病从口入"的疾病，因此，注重个人卫生、注意饮食安全是我们每个人都能够做到的预防措施。饭前便后勤洗手、减少外出就餐的次数、不去没有营业执照的小摊就餐、保证食物熟透都可以减少戊肝感染的机会。正如新闻中的齐女士，如果不是因为参加酒席，可能就不会有这么一段波折。

对于散发的戊肝，其确切的传染源往往难以确定，而且目前没有发现单一的明确的危险因素，科学家们推测散发的戊肝可能是多种传播途径引起的结果，所以针对其传染源进行预防是比较困难的。但可降低戊肝传播风险的措施却有很多，例如，加强饮食从业人员的健康体检、加强人畜排泄物的处理、严格将生熟食分开、保证肉制品烹调充分等。对戊肝患者应注意适当隔离，饮食从业人员在感染期间应该调离工作岗位。

接种疫苗是个体防护的最直接和最有效的手段。我国的戊肝疫苗在2012年已经上市。目前，戊肝疫苗未列入计划免疫之内，多用于饮食食品从业人员、准备前往戊肝高发地区的旅行者、准备怀孕的妇女以及有基础肝病的人等高危人群的防护。

戊肝的危害不容小觑，那如何才能知道自己是否得了戊肝呢？正如前文所诉，戊肝的症状早期可能和感冒一样，但如果出现了黄疸和尿色加深等症状时，就要加倍小心了。此时应尽快到医院进行相关的检查以免病情加重，对于有基础肝病的人或者是妊娠的孕妇来说更要警惕戊肝。尽早诊断、尽早治疗对于戊肝患者来说十分重要。

目前，戊肝没有特异性治疗药物和治疗方法，但由于其病情多为自限性，因此，无须治疗或仅采取适当的对症治疗和支持治疗即可达到较好的效果。对于症状严重的戊肝患者，可使用抗病毒药物利巴韦林进行治疗。对于孕妇来说，由于利巴韦林存在致畸的风险，因此只能采用支持治疗。孕妇一旦感染戊肝更要尽心地监测和护理，医护人员不仅要时刻关注孕妇的情况，也要密切监测其体内宝宝的情况。新生命如此珍贵，要尽力避免戊肝引起母子均陷入极度危险境地的悲剧。当发生严重并发症引起肝衰竭时，就必须考虑我们最后的一招——肝移植了。

抗击戊肝，脚步不止

　　戊肝是一种长期被忽略但却十分重要的病毒性肝炎。随着研究的深入和科技的发展，人们对于戊肝的认识已经达到了全新的水平。过去，戊肝一直被视为是一种"穷人病"，因为其主要流行于环境卫生状况较差的农村地区。如今，我国的经济发展迅速，环境卫生水平显著提高，再加上食品安全监管力度逐渐加大，相信在不久的未来，戊肝可以成为一种"罕见病"，不再对人们的健康构成威胁。

　　目前，在广东地区尚未发现有戊肝流行，以散发为主。患者多为中老年人，且多有外出就餐的历史，原有基础肝病如酒精性肝硬化、其他病毒性肝炎的病人病情较重，老年病例住院时间长，病情恢复慢。由此可以看出，加强食品卫生管理、注重个人饮食卫生仍是防控戊肝的重要手段。

来自猩猩的你

——艾滋病

万水千山，迢迢而来

在 20 世纪初期的非洲，一场血淋淋的杀戮开始了。

移动，靠近，搏杀，一群猎人正在围剿黑猩猩和乌色白眉猴。食物匮乏的时候，他们只能选择同样聪慧的灵长类作为猎物。血肉搏杀中，悄无声息地，一些来自黑猩猩和乌色白眉猴的病毒随着血液飞溅。它们借着猎人破损的伤口进入他们体内，这其中就有非人灵长类免疫缺陷病毒（simian immunodeficiency virus，SIV）。这种情况曾多次发生，多数进入人体的 SIV 因为没能适应人体内的环境而被清除了，而少数在漫长的入侵旅途中成功改变了自己。适应了人体的 SIV，就变成了一种可以在人与人之间传播的新型病毒——人类免疫缺陷病毒（human immunodeficiency virus，HIV），这便是"猎人理论"，是目前研究界最广为接受的解释 HIV 起源的学说[①]。

人类免疫缺陷病毒，也就是俗称的艾滋病病毒，是引起艾滋病（又称获得性免疫缺陷综合征）的罪魁祸首（如图 10 – 1 所示）。HIV 分为 HIV-1 型和 HIV-2 型。HIV-1 型的前身正是中西非的黑猩猩体内的 SIV，而 HIV-2 型则与西非的乌色白眉猴体内的 SIV 一脉相承。HIV-1 型又分为 M 组、O 组和 N 组。HIV-2 型分为流行型和非流行型。在世界范围内广泛传播的是 HIV-1 型 M 组，同样是 HIV-1 型，O 组和 N 组却安于加蓬和喀麦隆一隅，而 HIV-2 型的传播范围更加有限。研究发现，HIV-1 型 M 组复

---

① 王增强、邱茂峰、蒋岩：《追溯艾滋病病毒起源》，载《中国热带医学》，2010 年第 10 卷第 7 期，第 903—905 页。

制和传播的适应性比 HIV-2 型和 HIV-1 型 O 组强①。这提示 SIV 能最终转变成 HIV 经历了复杂的病毒、人体、环境的相互作用过程，每一次尝试转变过程中的细微差别，都造成了病毒亚群不同的传播力。

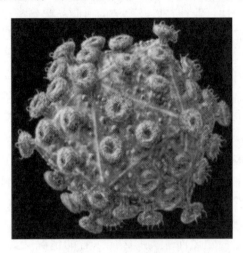

图 10 –1 HIV 结构②

最初出现在非洲的 HIV-1 型 M 组又是如何席卷全球的呢？人类文明的产物——铁路系统帮了大忙。研究发现，HIV-1 型 M 组的祖先最早现身于金沙萨［刚果（金）当时的首都］，这是当时中非最大的城市，每年有超过 100 万人次随火车出行，除此之外，城市人口增长、性交易增加、未经消毒的注射行为都无意中为 HIV-1 型 M 组的流行助力③。1960 年左右，一名从刚果（金）回国的海地人把这个小病毒带回了自己的祖国④，

① Ariën，K K，A. Abraha，M. E. Quiñonesmateu，et al. The replicative fitness of primary human immunodeficiency virus type 1（HIV-1）group M，HIV-1 group O，and HIV-2 isolates. In Journal of Virology，2005，79（14）：8979—8990.

② 胡政：《HIV-1 逆转录酶抑制剂筛选方法的研究》（学位论文），中国科学院大连化学物理研究所，2006 年。

③ Nuno，R F，R. Andrew，A. Marc，S，et al. The early spread and epidemic ignition of HIV-1 in human populations. In Science，2014，346（6205）：56—61.

④ Piot，P，T. C. Quinn，H. Taelman，et al. Acquired immunodeficiency syndrome in a heterosexual population in Zaire. In Lancet，1984，324（8394）：65—69.

埋下了 HIV-1 型 M 组世界流行的祸根——海地的几次 HIV 流行，最终导致 HIV 传入了美国的纽约（美国东海岸），再传到旧金山（美国西海岸），最后遍及世界[1]。至于 HIV 是如何从海地跑到纽约的，科学家们猜测，两国间发达的性行业往来以及不洁的血制品起到举足轻重的作用。就这样，HIV 在横空出世的几十年里，以共夺取 3 500 多万条鲜活生命的耀眼"成绩"[2]，给人类敲响了警钟。

　　HIV 传入中国完全是个意外。20 世纪 80 年代初，美国 Armour 公司赠送了一些血液制品给我国某医院。1982—1984 年，这些血制品输入到 19 位血友病患者体内，后来，其中的 4 人不幸感染 HIV。追根溯源，罪魁祸首就是这批藏有 HIV 的血液制品，从此，HIV 正式入驻中国[3]。

　　除了最早的美国传入这一路径，后来研究者又发现了更多的输入性传播路径。国内的主要传播路径则是随着感染了 HIV 的吸毒者的流动，HIV 从云南传到了各省份。

　　2017 年，艾滋病屹然占据着我国乙类传染病报告死亡数第一的位置——15 251 条生命随风而逝。那么广东省的情况又如何呢？截至 2017 年 10 月 31 日，广东省累计报告现住址在省内的存活的 HIV 携带者和艾滋病病人共 53 639 例，居全国第五位。这可不是一个值得欢欣鼓舞的好位置。目前，广东艾滋病疫情有 4 个特点：一是虽然整体疫情处于低流行水平，但仍有部分地区和人群疫情较严重；二是传播方式以性传播为主，其中，男男同性性传播比例不容小觑，并且不断上升；三是老年和青少年病例有所增加；四是感染者和病人中流动人口比例高[4]。广东作为中国的"南大门"，不仅吸引着我国形形色色的流动人口，也吸引着前来一探其貌的外国友人。一项流行病学调查显示，1996—2005 年 10 年间广州入境

　　① Worobey, M, T. D. Watts, R. A. Mckay, et al. 1970s and "Patient 0" HIV-1 genomes illuminate early HIV/AIDS history in North America. In Nature, 2016, 539 (7627).

　　② 2018 年 8 月 13 日引自世界卫生组织网站（http：//www. who. int/zh/news-room/fact-sheets/detail/hiv-aids）。

　　③ 曾毅：《艾滋病和艾滋病病毒的发现及其起源（二）》，载《中国性病艾滋病防治》，2000 年第 6 卷第 2 期，第 55—57 页。

　　④ 2018 年 8 月 13 日引自广东省卫生和计划生育委员会（http：//www. gdwst. gov. cn/Pc/Index/search_show/t/all/id/17868. html）。

境外人员中 HIV 携带者和艾滋病患者共有 43 人，感染率为 0.10%。入境后，他们中的 15 人曾拥有多个性伴侣，平均国内居住时间约 290 天，这可能造成一定范围的 HIV 传播[①]。

且看它如何入侵

病毒必须依赖细胞才能得以生存，离开了细胞，病毒就失去了从细胞那里抢夺养分的途径，将很快横死街头。在干燥的空气中，HIV 的寿命只有短短几个小时。HIV 对温度非常敏感，56℃时只需要 30 分钟就会失去活性。但 HIV 不怕冷，可以在冷冻血制品中存活，这也是 HIV 可以从美国赠送的血制品中顺利进入血友病患者体内的原因。

HIV 感染人体的途径繁多，除了输入不洁血制品的血液传播，还有性传播和母婴传播。它主要存在于 HIV 携带者和艾滋病患者的血液、精液、阴道分泌物、乳汁中，所以共用静脉注射器吸毒、使用未经检测的血制品、不戴安全套的性行为、HIV 携带者母乳喂养婴儿等行为都有可能会传播艾滋病。

日常生活中哪些行为不会感染 HIV 呢？接触艾滋病病人摸过的东西，和艾滋病病人共餐、握手、拥抱，共用马桶、浴缸，共同工作，艾滋病病人咳嗽、打喷嚏等，并不会传播艾滋病，因为在其他分泌物如汗液、尿液、唾液、泪液中，HIV 含量是很少的，没有达到足以攻破免疫系统的病毒数量。

被蚊子叮咬也不会感染 HIV。即使蚊子的嘴上残留了艾滋病患者的血液，量也是非常少的，更别说这点血里面含有的病毒数了。这一点点 HIV 攻入人体，还不够我们的免疫系统塞牙缝呢。

某些读者可能担心泳池里的水会藏有 HIV，其实不然。HIV 想要攻破人类免疫系统这堵铁壁铜墙，除了需要召集一定数量的自家兄弟，还需要体液做帮手。除了上述提到的 4 种高危体液，HIV 在其他液体环境中很快会死亡。

---

① 黎满全、黄康华、陈小刚等：《广州地区 10 年入境境外人员中 HIV/AIDS 的流行病学调查及国内传播危险因素分析》，载《中国国境卫生检疫杂志》，2008 年第 31 卷第 1 期，第 12—15 页。

时代更迭，我国艾滋病的主要流行途径也在发生变化。1985—1988 年是艾滋病的传入期，病例数少且病人多为外国公民；1989—1994 年是局部流行期，以静脉注射吸毒传播为主；1995 年至今是广泛流行期，吸毒传播的占比逐年降低，如今已经是以性传播为主[1]。

胜利暂时还是它的

艾滋病虽然不像呼吸道疾病和消化道疾病那样，在日常生活中好像随便就可以感染。但它胜在致病力强，一旦感染，就要终生服药。

每次感染，都是免疫系统和病原体的一场恶战，这点在 HIV 感染时体现得淋漓尽致。如果说我们的身体是固若金汤的城池，那免疫系统的各个细胞以及各种免疫活性物质就是站岗的士兵，护卫着我们的身体。HIV 比别的病毒厉害的地方在于，它能攻击我们的免疫系统，削弱保护我们的武装力量，使我们再无法抵挡平时能被免疫系统打倒在门外的细菌和病毒。

HIV 刚刚入侵时，病人只会觉得自己得了普通的感冒，只是有点发烧、疲劳无力，这就是所谓的急性感染期。交战后，我们身经百战的免疫系统占了上风，HIV 的主要攻击目标——CD4$^+$T 细胞[2]群虽然也折损兵力，但尚能支撑，这场小战役大概持续 2～3 周，就会进入到潜伏期。

在急性感染期和潜伏期的人我们称之为 HIV 携带者。潜伏期时，病人无明显症状。潜伏期长短因人而异，有些人甚至 10 年都不会发病。看似安稳，但此时 HIV 正在对各种免疫细胞进行疯狂的围剿。HIV 通过自己表面一种代号为 gp120 的小突起，不由分说地粘到 CD4$^+$T 细胞表面的另外两种小突起 CD4 和 CXCR4 上面，接收到信号的 CD4$^+$T 细胞不得不把它吞进肚子。这可把 HIV 高兴坏了，它正大光明地把 CD4$^+$T 细胞变成了自己的军火库，掠夺生存、繁殖需要的原料和营养，制造出一批批新生代的 HIV。这些新的 HIV 成熟后，逼迫 CD4$^+$T 细胞破裂，以便去感染更多的免疫细胞。HIV 还感染 CD4$^+$T 细胞的补给——骨髓干细胞，使新的

---

① 宋琴、袁家麟：《我国艾滋病流行现状、流行因素及其防治对策》，载《职业与健康》，2012 年第 28 卷第 23 期，第 2974—2976 页。

② CD4$^+$T 细胞：HIV 的主要攻击细胞。

CD4$^+$T 细胞不能生成。就这样，大量 CD4$^+$T 细胞惨死战场。HIV 的野心可不止于此，除了 CD4$^+$T 细胞，它还要杀死 B 细胞、NK 细胞、树突状细胞、巨噬细胞等其他免疫细胞。它的目标，从一开始就是我们整个免疫系统！

士兵几乎全部折损，免疫系统也没辙了，这场战役最终以免疫系统的全面瘫痪告终，进入到艾滋病期，进入此期的患者也就是我们俗称的艾滋病患者。这个时候，平时被免疫系统牢牢压制住的各种机会性感染、恶性肿瘤、神经系统疾病都会找上门来，开始作威作福，最后病人在各种治不好的无休止的并发症中去世。这其中最常见的并发症就是结核。除此之外，卡波西肉瘤、肺孢子菌感染、AIDS 痴呆综合征等一系列你可能闻所未闻的疾病也会出现。

这场旷日持久的战役对 HIV 携带者和艾滋病患者来说无疑是一场酷刑——不仅是生理上的，更是精神上的。HIV 携带者的每一个阶段都具有传染性，包括无明显症状的潜伏期。相对于艾滋病患者，HIV 携带者的活动范围更广泛，也更容易传播 HIV。

鸡尾酒疗法的成就与困境

艾滋病横空出世的前十几个年头里，艾滋病病人过着极其痛苦的生活——他们无药可用。当时医院只能对病人进行对症治疗，延长生命。晚些时候，科学界发现了能抑制 HIV 生长的药物，如齐多夫定、地丹诺辛等，但是单一用药治疗的效果并不如人意。

这种痛苦延续到了 1996 年，美籍华裔科学家何大一提出了划时代的"鸡尾酒"疗法——高效抗逆转录病毒治疗（highly active anti-retroviral therapy，HAART），指通过三种或三种以上的抗病毒药物联合使用来治疗艾滋病。艾滋病的治疗之所以困难，一个重要的原因就在于 HIV 并非一成不变，在传播和繁殖的过程中它常常发生一些结构和功能的变化，这可能会使原来有效的药失效，导致病毒可以继续在体内大量繁殖。而采用"鸡尾酒"疗法，不同的药强强联手，在 HIV 繁殖的大道上设置重重难以逾越的关卡，就能大大减少 HIV 繁殖的量。

经过世界各国几十年的努力，艾滋病疫情已经有所缓和，从一个毁灭性流行病变成了可管理的慢性病。只要早发现、早诊断、早治疗，感染者的寿命可以等同于正常人。这是一个傲人的进步，但困境也仍然摆在我们眼前。2017 年，全球 3 690 万名 HIV 携带者中只有 59% 的人获得了 HAART[①]。我们还远远没有做到"促进健康公平"——不论性别、种族、贫富等，每个人都应当有享受健康的权利，比如疾病缠身时能获得相应的诊治。

虽然艾滋病有药可治，但目前并不能治愈。前面提到过，HIV 善于"易容"。除此之外，HIV 还善于迷惑免疫细胞。它可以和病人的 CD4[+] T 细胞达成一种共生关系，使 CD4[+] T 细胞成为它的藏身之所[②]。新近研究发现，不仅 CD4[+] T 细胞、树突细胞、星形胶质细胞、消化道相关淋巴组织等也是 HIV 的藏身之所[③]。但为何会出现这种共生关系，科学界尚未有定论。

既然无法在短时间内取得完全清除 HIV 的突破，科学家们转换了思路，决定"曲线救国"，提出了"功能性治愈"——减少病毒库的数量，达到机体与病毒和平共处，使患者不必终生服药。目前，较有前景的是"激活并杀灭"策略：激活处于静止状态的病毒库，再联合 HAART 和免疫疗法，赶在子代病毒被释放出来感染新的细胞之前阻止新一轮的感染，并杀灭已感染细胞[④]。但这一科研成果如何应用于临床还有很多现实问题需要解决，比如如何确定激活的病毒库能刚好完全被清除。

因为抗原成分的不断变异，原先机体产生的抗体将会无用武之地，机体不得不努力产生新的抗体来对抗新抗原。加之 HIV 型别众多，很难有一种疫苗诱导产生的抗体能全面覆盖各种型别的 HIV，所以至今也没有研发出 HIV 疫苗。

---

① 2018 年 8 月 13 日引自世界卫生组织网站（http://www. who. int/zh/news-room/facts-in-pictures/detail/hiv-aids）。

② Finzi, D, J. Blankson, J. D. Siliciano, et al. Latent infection of CD4[+] T cells provides a mechanism for lifelong persistence of HIV-1, even in patients on effective combination therapy. In Nature Medicine, 1999, 5（5）：512.

③ Bruner, K M, N. N. Hosmane, et al. Towards an HIV-1 cure: measuring the latent reservoir. In Trends in Microbiology, 2015, 23（4）：192—203.

④ 李婷、郑永唐、田仁荣：《艾滋病功能性治愈策略研究进展》，载《微生物学免疫学进展》，2018 年第 4 期。

预防艾滋，人人有责

在这种无法治愈的疾病面前，预防就显得尤为重要。

对于 HIV 携带者来说，治疗就是最好的预防。美国国立卫生研究院 2011 年的某项试验表明，若是夫妻中一人为携带者，另一人为健康人，治疗 HIV 感染者能使对伴侣的传播减少 96%[①]。进行 HRRAT，不仅能降低把 HIV 传染给他人的风险，还能提高自己的生活质量，推迟艾滋病期的到来。遵循医嘱治疗，感染 HIV 的母亲甚至可以拥有健康的小孩。2017 年，全球约 110 万感染 HIV 的孕妇中的 80% 获得了 HAART，古巴、泰国等已经实现消除艾滋病母婴传播的目标[②]。这是推动全球健康迈出的一大步，这个成就不仅取决于世界卫生组织和各国的共同努力，也与 HIV 携带者的主动接受诊疗密切相关。

对于高危人群（如性工作者、注射吸毒者、男男性行为者等），暴露前预防（pre-exposure prophylaxis，PrEP）是可以考虑的选择。暴露前预防是指在未感染 HIV 的高危人群中使用抗病毒药物，以降低感染风险。世界卫生组织在 2015 年已经呼吁各国在感染高风险人群中实施 PrEP。美国、南非、欧盟、中国台湾已经获批实施 PrEP，但目前，在中国大陆仍未推广[③]。

对于有可能感染 HIV 的人，暴露后预防是能最大限度地阻断 HIV 的途径。暴露后预防是指高危行为（如无套性行为和共用针头等）发生后最迟 72 小时内服用 HIV 阻断药，24 小时之内服用最佳。这是因为 HIV 从破损的皮肤、黏膜进入血液，再到进入细胞内繁殖，需要一定的时间，如果能在这个时间内阻断 HIV，就可以将它清除。

---

① 2018 年 8 月 21 日引自世界卫生组织网站（http://www.who.int/publications/10-year-review/hiv/zh/index5.html）。

② Finzi, D, J. Blankson, J. D. Siliciano, et al. Latent infection of CD4$^+$T cells provides a mechanism for lifelong persistence of HIV−1, even in patients on effective combination therapy. In Nature Medicine, 1999, 5（5）：512.

③ 米国栋：《暴露前预防性服药最新进展及挑战——第九届 LAS 大会简讯》，载《中国艾滋病性病》，2017 年第 9 期，第 779 页。

对于普通的民众，注意生活中的细节是最重要的。①不与他人共用剃须刀、牙刷等私人用品。②日常生活中避免不必要的血液暴露，如文身、打耳洞。③不去消毒不严格的医疗机构打针、拔牙、做针灸、做美容或做手术。④医生、护士、警察等特殊群体注意保护自身皮肤不被血液沾染。⑤遵循 ABC 原则：abstinence（禁欲）、be faithful（忠诚）、condom（使用避孕套），即不同时拥有多个性伴侣，每次性行为时使用有质量保障的安全套。同时，男性可考虑做包皮环切术，能显著降低感染 HIV 的风险。

《2016—2021 年全球卫生部门艾滋病毒战略》提出，在 2020 年要实现"三个 90"：90% 的艾滋病毒感染者得到检测；90% 的艾滋病毒感染者获得治疗；90% 的艾滋病毒感染者抑制住病毒。计划的总目标是 2030 年之前终结艾滋病疫情。但愿在不久的将来，所有被艾滋病所累的国家都能不再戴着这一疾病的枷锁负重前行。

暗度陈仓的小坏蛋

——肠道病毒

肠道病毒，一个带有欺骗性的名字

一提到肠道病毒，您可能下意识地会觉得它们是腹痛、腹泻的罪魁祸首，其实不然。虽然肠道病毒都是在肠道内增殖，但它们引起的却是多种肠道外感染性疾病，如无菌性脑膜炎、疱疹性咽峡炎、手足口病、流行性胸痛、心肌炎和心包炎、急性结膜炎等。

肠道病毒家族主要由4种病毒组成，它们分别为脊髓灰质炎病毒、柯萨奇病毒、埃可病毒、新型肠道病毒。它们都属于小RNA病毒科，是一类生物学性质相似、颗粒非常小的病毒。作为同一个家族的成员，它们自然也有一些共同的特性。它们外表十分相似，都为无包膜的小RNA病毒，身披20面体立体对称的衣壳（如图11-1所示），且基因组都为单股正链RNA。肠道病毒能在特定的细胞内迅速增殖。它们的家族历来不畏惧恶劣的环境，对理化因素的抵抗力较强。它们大都通过粪口途径传播[1][2]。

<hr />

① 李凡、徐志凯：《医学微生物学（第8版）》，人民卫生出版社2013年版。

② Jani YläPelto, Tripathi L, Susi P. Therapeutic use of native and recombinant enteroviruses. In Viruses, 2016, 8（3）：57.

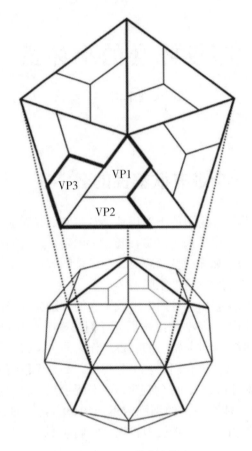

图 11 −1　肠道病毒模式

脊髓灰质炎病毒

　　脊髓灰质炎病毒具有典型的肠道病毒的形态，病毒为球形，呈 20 面立体对称，无包膜。脊髓灰质炎病毒衣壳表面有 3 种结构蛋白，分别为 VP1、VP2、VP3。

　　脊髓灰质炎病毒对理化因素的抵抗力强，它能在污水和粪便中存活数月。它在胃肠道中能耐受胃酸、蛋白酶和胆汁的作用。它甚至与有机物拉帮结派，得到有机物的时时庇护，故对有机物中的脊髓灰质炎病毒要提高消毒剂的浓度才能将其灭活。万物相生相克，它也有所畏惧，脊髓灰质炎病毒对热、干燥十分敏感，在紫外线与55℃湿热条件下可以迅速灭活病毒。含氯消毒剂对它也有很好的灭活效果。

脊髓灰质炎的传染源是脊髓灰质炎患者或无症状带病毒者。我们时时刻刻暴露在微生物环境中，有太多病毒、细菌跃跃欲试，想要在我们身体内占领一席之地，我们身体这座城池也相应地建立了许多层防御机制。我们的黏膜下有许多淋巴结，平时这些淋巴结抵抗着对我们人体虎视眈眈的外来微生物。这些淋巴结就好比是护城河，是人体的第一道防线。然而，对脊髓灰质炎病毒而言，护城河却成为它们滋生繁殖、建立军团的温池。上呼吸道、口咽、肠道黏膜是脊髓灰质炎病毒侵入的门户，侵入之后它们潜伏7～14天。在局部黏膜和咽、扁桃体等淋巴组织和肠道集合淋巴结中增殖，积蓄力量。它们并不安于一隅之地，在积蓄足够力量之后，进入血流，扩大它的殖民地，这是脊髓灰质炎病毒侵入人体后的第一次病毒血症①。脊髓灰质炎病毒的第二站是一些带有CD155的靶组织，如淋巴结、肝、脾的网状内皮细胞。只有在少数患者体内，脊髓灰质炎病毒才会侵入中枢神经系统，感染脊髓前角细胞、脑干和脑膜组织。您可能会觉得奇怪，CD155究竟为何物？为什么脊髓灰质炎病毒不去攻击其他细胞呢？CD155是免疫球蛋白超家族的细胞黏附分子中的一种，它仅仅表达在少数细胞表面。脊髓灰质炎病毒的VP1蛋白便是它的秘密武器。脊髓灰质炎病毒利用VP1蛋白识别CD155，然后黏附在细胞表面。或许是脊髓灰质炎病毒觉得自己的衣壳太过于笨重，吸附之后，处于衣壳内部的VP4被释放出来，使衣壳松动并脱去，于是它的内核——RNA能够如释重负地穿过细胞膜，开始迅速在易感细胞中增殖。当细胞这个有限的空间再也容纳不下它们时，它们便裂解细胞而出，寻找新的寄居地，这也就是脊髓灰质炎的第二次病毒血症。每一次病毒血症，都是脊髓灰质炎病毒大举进攻之时。

不同的人感染脊髓灰质炎病毒后，结局是不同的，这和人体抵抗力的强度有明显的关系。至少90%的人在感染病毒后并不发病，他们的免疫系统能够阻止脊髓灰质炎病毒在咽喉部、肠道的吸附，阻断病毒，病毒经

① 病毒血症：病毒在血液中存在的状态。可以是自外部侵入，亦可是自原发感染部位释入血液，随血运向全身扩散，并出现一定症状。

粪便排出体外。同时他们血液里会产生中和抗体 IgG 和 IgM，这是我们中枢神经系统的御林军，保护着我们身体的统领——中枢神经系统的安全，有了它们，脊髓灰质炎病毒便不能轻易接触到我们的中枢神经系统。约有5%的人只出现发热、头痛、乏力、咽痛等非特异症状，并可以迅速恢复。1%～2%的感染者发生非麻痹性脊髓灰质炎或无菌性脑膜炎，出现颈背强直。0.1%～2%的人在感染脊髓灰质炎病毒后，其运动神经元被病毒[①]损伤，导致肌肉麻痹，以下肢麻痹更多见（如图 11 -2 所示）。由于 1～5 岁的儿童为主要的感染者，所以我们常称之为小儿麻痹症。只有极少数的人会发生延髓麻痹，导致呼吸、心脏衰竭而死。虽说 1～5 岁儿童为主要感染者，但成人也会患病，最著名者当属美国总统罗斯福。成人一旦患病，病情往往比儿童更为严重。虽然患上麻痹性脊髓灰质炎的病人少之又少，但一旦发病，后果极其严重，故人类马不停蹄地研制新药来使脊髓灰质炎病毒军团溃败，较有效的便是脊髓灰质炎疫苗了。

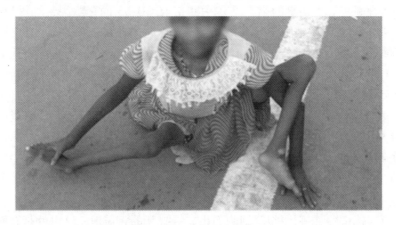

图 11 -2　小儿麻痹症患者

"长春长生疫苗事件"将"疫苗安全"这个问题重新拉回大众视野，狂犬疫苗伪造生产批次，百白破疫苗效价降低，一系列的疫苗安全问题也揪着我们的心。但纵观历史的长河，疫苗确实为预防传染病的传播做出贡

---

① Hernigou, P. Crutch art painting in the middle age as orthopaedic heritage（Part I: the lepers, the poliomyelitis, the cripples）. In International Orthopaedics, 2014, 38（6）: 1329—1335.

献。正如《免疫学》主编 Stanley A Plotkin 所言："除了安全饮用水，只有疫苗能在死亡率的降低和人口增长方面有如此重大的作用，抗生素也无法与之匹敌。"脊髓灰质炎疫苗便是一个较好的例证。

脊髓灰质炎疫苗分为两种，一种是口服脊髓灰质炎减毒疫苗（oral poliomyelitis vaccine，OPV），也就是我们十分熟悉的"糖丸"，另一种是灭活脊灰病毒疫苗（inactivated poliovirus vaccine，IPV）。它们都具有很强的免疫原性但不具有或者具有很弱的毒力，正常人接种后可以产生相应的免疫反应却不出现临床症状。OPV 模仿脊髓灰质炎病毒的自然感染途径——通过消化道感染，故可产生黏膜免疫，但由于其为减毒活疫苗，罕见的情况下可发生疫苗相关麻痹型脊灰（vaccine-associated paralytic polio-myelitis，VAPP）和疫苗衍生脊灰病毒（vaccine-derived poliovirus，VDPV）病例，但 VAPP 发生概率极低，据统计，VAPP 的发生率约为每年 4/100 万例出生队列。完全灭活的 IPV 相较于 OPV 更为安全，但 IPV 并不能产生黏膜免疫。当 IVP 接种者感染了脊髓灰质炎病毒之后，他们因为有疫苗的保护，可能并不会出现临床症状，但他们的肠黏膜淋巴结却被脊髓灰质炎病毒侵占为巢，脊髓灰质炎病毒也就随着他们的排泄物回到环境中，很有可能感染到他们周围的人。且 IPV 的费用较 OPV 的高，接种方式也更为复杂。

1955 年，美国科学家 Jonas Salk 研制出的第一个 IPV 得到上市许可，这也标志着在人类与脊髓灰质炎的战役之中，人类开始主动出击。这种武器也被称为 Salk 株 IPV。1965 年，OPV 在中国得到逐步推广。由于冷链系统①不完善，我国采取每年冬季突击接种 OPV 的方案。

中国从 1978 年开始实施儿童计划免疫，常规接种 OPV。随着冷链系统的建立和疫苗接种流程越来越规范，我国儿童接种率提高至90%，脊髓灰质炎发病率和病死率也大幅度降低。

1998 年，世界卫生组织启动了全球消灭脊髓灰质炎行动，这是对全世界的号召，人类决定以消灭脊髓灰质炎病毒的方式结束这场战役。

2000 年，中国战场取得胜利，宣布成功实现无脊髓灰质炎目标。成功后，我国并没有放松警惕，而是继续加强 OPV 常规免疫，把脊髓灰质

---

① 冷链系统：疫苗在保存、运输和使用的各个环节要维持保冷，这一保冷系统称为冷链系统。

炎的蠢蠢欲动扼杀在萌芽之中。接下来的日子里，世界各地也纷纷传来捷报，至 2012 年，全球脊髓灰质炎减少了 99%。

2009 年，国外研制的 IPV 在我国成功上市，作为第二类疫苗，本着"知情、自愿、自费"的原则进行 OPV 替代接种。WHO 又制定了《2013— 2018 年全球消灭脊髓灰质炎终结战略计划》，确定了消灭脊灰的时间表以及免疫策略。为了彻底取得这场战役的胜利，其他国家和地区在 2015 年和 2016 年进行了脊灰疫苗转换，即 OPV 转换为 IPV，如果由于经济原因或人群免疫特点继续选择使用 OPV，需用二价 OPV 替代三价 OPV[①]。

2015 年，中国自主研发出世界首个 Sabin 株 IPV，并成功上市。[②]

柯萨奇病毒与埃可病毒

柯萨奇病毒是个大家族，分为 A、B 两组，A 组包括 1 ～ 22 和 24 共 23 个血清型，B 组包括 1 ～ 6 共 6 个血清型。埃可病毒也不甘示弱，1 ～ 9、11 ～ 27、29 ～ 33 共 31 个血清型的病毒都是它的家庭成员。它们可以引起无菌性脑膜炎、疱疹性咽峡炎、手足口病、流行性胸痛、心肌炎和心包炎、急性结膜炎等一系列疾病，患者和隐性感染者都是传染源。

无菌性脑膜炎最常见的病原体就是埃可病毒了。患者起病较急，会有发热、头痛、恶心呕吐等症状。患者具有高度传染性，极易引起暴发流行，各年龄段人群都可被感染。

疱疹性咽峡炎的罪魁祸首是柯萨奇 A 组病毒。患者急性起病，伴有高热、咽痛、咽充血等症状，咽腭弓、软腭或扁桃体上会出现 2 ～ 4mm 大小的疱疹，周围有红晕，疱疹破溃后形成小溃疡（如图 11 – 3 所示）。1 ～ 7 岁的儿童是它们主要的攻击对象。

手足口病（hand-foot-and-mouth disease，HFMD）主要由柯萨奇病毒 A16（CVA16）和肠道病毒 71 型（EV71）引起。事实上，多种肠道病毒

---

① 邢力莉、曹玲生：《脊髓灰质炎疫苗接种现状与进展》，载《中国疫苗和免疫》，2018 年第 2 期，第 243—248 页。

② 罗会明、余文周、温宁等：《中国脊髓灰质炎疫苗使用历史回顾及免疫策略调整建议》，载《中国疫苗和免疫》，2014 年第 2 期，第 172—176 页。

都可以引起手足口病，如柯萨奇病毒 A 组 2 ~ 10、12、16、24 型，埃可病毒 1、4 ~ 7、9、11、13 型等。引起心肌炎和心包炎的病毒主要为柯萨奇病毒 B 组。患者先是有短暂的感冒症状，再出现心脏病症状。虽然此病一般只是散发流行于儿童和成人，但值得注意的是，新生儿患此病病死率高。

目前，针对以上疾病没有特异性治疗，主要以对症治疗为主。

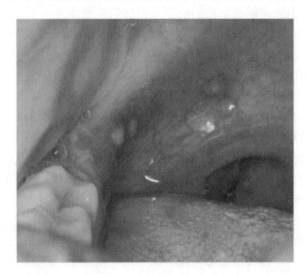

图 11-3　疱疹性咽峡炎①

新型肠道病毒

新型肠道病毒是指除脊髓灰质炎病毒、柯萨奇病毒、埃可病毒以外的新发现的肠道病毒，目前已经发现 50 多种。这其中被研究得最为清楚的要数肠道病毒 70 型（EV70）和肠道病毒 71 型（EV71）。除了新型肠道病毒中足迹最广的这两个，其他的新型肠道病毒对地域也并无偏好，零星

---

① Mortazavi, H, Y. Safi, M. Baharvand, et al. Diagnostic features of common oral ulcerative lesions: an updated decision tree. In International Journal of Dentistry, 2016, 2016 (3).

地分布在世界各地①。

EV70 就是我们常说的"红眼病"——急性出血性结膜炎的病原体，患者常常双眼红肿、怕光、易流泪、眼睛有异物感，伴有剧烈的眼疼。它的传播不靠粪便，而是靠眼部分泌物。此病通过接触传播，各个年龄段的人都可能患上此病。想要保护好自己的眼睛，就要勤洗手，不用脏手揉眼睛，对病人接触过的物品进行擦拭消毒或开水浇烫。

EV71 就是经常困扰家长们的手足口病的病原体之一了。自 1957 年新西兰首次报道手足口病，世界多个国家和地区相继有暴发流行。我国首例手足口病出现在 1981 年的上海。2007 年以前，我国手足口病多为散发，且主要在南方（如广东、重庆等）流行。2008 年，全国性的手足口病暴发，始发地和流行中心安徽阜阳更是报告重症 353 例，死亡 22 例，令人痛心②。这次疫情后，2008 年 5 月 2 日，我国正式将手足口病列入丙类法定传染病。2008 年至今，除了个别月份，手足口病仍是我国丙类传染病中报告病例数和死亡病例数的"双料第一"③。

曾经我们以为防止 CVA16 和 EV71 就能减少手足口病的大部分流行，但近年来其他型别肠道病毒在手足口病流行中占比明显增加，如今柯萨奇病毒 A 组 6 型（CVA6）更是大有崛起之势。以广东为例，2010 年 CVA6 在广州市的流行中的比例为 9.04%，到 2012 年已经变成 23.21%④。

EV71 在一年四季都能够入侵人体，不过我国 4—6 月的气候似乎更符合它的传播，因此，春、夏季是手足口病发病高峰期。而广东除了有春、夏季的发病高峰，还有一个秋季小高峰，这也提醒家长和医生，要时刻警惕着手足口病的到来。

手足口病攻击的对象主要为学龄前儿童，尤其是 5 岁以下的儿童。患者和隐性感染者都是传染源。无论是显性感染还是隐性感染，都能让患儿

---

① 赵奇、朱俊萍：《中国手足口病的流行状况及病原谱变化分析》，载《病毒学报》，2015 年第 9 卷第 5 期，第 554—559 页。

② 陈鹏、陶泽新、王海岩等：《新型人类肠道病毒的研究进展》，载《病毒学报》，2013 年第 3 卷第 29 期，第 211—217 页。

③ 2018 年 8 月 14 日引自中国疾控中心（http://www.nhfpc.gov.cn/jkj/s3578/new_list.shtml）。

④ Di B，Zhang Y，Xie H，et al. Circulation of coxsackievirus A6 in hand-foot-mouth disease in Guangzhou，2010－2012. In Virol J，2014，11：157.

获得特异性免疫力，产生持续时间较长的抗体，再次面对同型的肠道病毒时能保护患儿不再发病。但肠道病毒型别众多，就算是得过手足口病的小朋友，也可能会栽在其他型别的肠道病毒手里，造成反复感染发病。

和其他多数肠道病毒一样，EV71靠粪口途径传播以及呼吸道传播。它容易引起托儿所、幼儿园等地手足口病暴发的原因是：不注意个人卫生的小孩的手上不小心沾上病毒后，这双手充当了传递者的角色，把病毒散播到他触摸过的玩具、门把手等各处。其他小朋友这里摸摸，那里碰碰，又不注意洗手，就容易把病毒吃进嘴里。

大多数患儿症状轻微，只有手、足、臀部等部位出现皮疹，口腔出现疱疹，伴有发热、厌食、乏力、精神萎靡等症状。少数患儿会发展为重症——伴发脑炎、脑膜炎、肺水肿、心肌炎等，甚至死亡。导致重症和死亡的一般是毒力较强的EV71。

而面对手足口病，目前的治疗仍然是对症治疗为主，例如，可能有中枢神经系统炎症的患儿要注意脱水降低颅内压，有肺水肿的患儿要及时给予呼吸支持。尚未有特异药物可用。

好消息是，在2016年，我国自主研发的EV71型灭活疫苗已经上市。这种疫苗虽然不能对付所有型别的肠道病毒，但能显著减少重症病例和死亡病例的发生。若是6个月到5岁的孩子没有被EV71感染过，家长可以考虑给孩子接种这种疫苗。

所有肠道病毒的预防都离不开生活中良好的个人卫生习惯。家长和孩子都要饭前便后勤洗手，平时喝开水、吃熟食，不与他人共用毛巾等私人物品，养成用纸掩口鼻打喷嚏、咳嗽的习惯。家里的家具或玩具要经常擦拭或用含氯消毒剂消毒。手足口病流行期间尽量避免带孩子到人群聚集、空气流通差的公共场所，平时家里也要常开窗通风。若是家中有患者，注意不与患者密切接触（拥抱、接吻等）。

人类与传染病的斗争，从没有停止过。不同的是，有时我们运气好，能把战争的时限缩短，如与脊髓灰质炎的战役；而有时幸运女神不再眷顾，战场便继续硝烟弥漫着，如还没有消灭的手足口病。可是这又有什么关系呢，生而为人，正是"明知不可为而为之"的毅力和气魄支撑着人类文明发展到今天。我们有理由相信，时光飞逝中我们离胜利又近了一步。

秋天的"童话"

——轮状病毒

在秋季，特别是寒露一过，气温骤然降低，儿童很容易因受凉而腹泻，这其中的大部分都是轮状病毒所致。

2017年11月5日，8月龄的患儿吃了辅食不久突然呕吐。刚开始患儿的父母以为患儿只是受凉，给患儿加了件衣服，喂了点热水，认为不用去医院就诊，缓缓就好。结果到了晚饭的时候，患儿不但不吃饭还再次呕吐。随之，肚子发出阵阵"咕咕"声，开始排出稀便，更可怕的是，患儿发热了。父母看着快快的患儿，意识到这次腹泻不一般，赶紧把她送往医院。在医生的询问下，才回忆起患儿一天都没怎么小便。体检后，医生诊断为轻微脱水，疑似是轮状病毒导致的腹泻，随后，新鲜粪便的化验结果证实了该诊断。

"无与'轮'比"——不是车轮的轮状病毒

轮状病毒（rotavirus，RV）是呼肠孤病毒科轮状病毒属大家庭的一员，属于双链RNA病毒，呈球形，在电镜下观察，RV完整的颗粒结构像一个车轮，因此而得名。"轮状病毒"这个名字，简单、直白、充满画面感（如图12-1所示），可它的内部结构需要一层层剥开才能看明白。

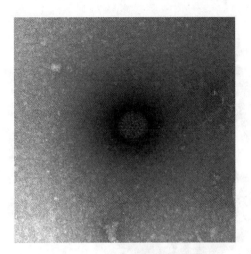

图 12 - 1　电镜下的轮状病毒①

　　轮状病毒最外面是 3 层 20 面体蛋白衣壳，从外到内依次为 VP4 与 VP7、VP6、VP2，里面由 VP1/VP3 和病毒 RNA 片段组成（如图 12 - 2 所示）。值得一提的是，VP1 ～ VP4、VP6、VP7 称为结构蛋白，是构成轮状病毒结构的蛋白质，与病毒正常的形态结构相关；还有未标注出来的 NSP1 ～NSP6，称为非结构蛋白，是与病毒代谢有关的酶或者功能蛋白②。

　　根据 VP6 抗原性的差异，可将轮状病毒分为 7 个组群（A ～ G），A、B、C 组均能感染人类，其中，A 组是引起婴幼儿腹泻的主要病原体，我们生活中提到的轮状病毒也通常指这个组群③。此外，根据表面 VP4 和

　　① Joshi，M S，N. N. Ganorkar，S. S. Ranshing，et al. Identification of group B rotavirus as an etiological agent in the gastroenteritis outbreak in Maharashtra，India．In Journal of Medical Virology，2017，89（12）．

　　② Ali，Z，H. Harastani，M. Hammadi，et al. Rotavirus genotypes and vaccine effectiveness from a sentinel，hospital-based，surveillance study for three consecutive rotavirus seasons in Lebanon．In PLoS One，2016，11（8）：e0161345．

　　③ Thongprachum，A，P. Khamrin，P. Saekhow，et al. Analysis of the VP6 gene of human and porcine group A rotavirus strains with unusual subgroup specificities．In Journal of Medical Virology，2010，81（1）：183—191．

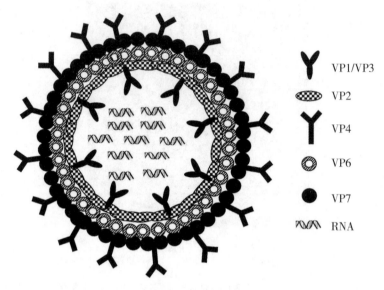

图 12 -2　轮状病毒切面

VP7 不同的抗原性，可将轮状病毒血清型分为 P 型（VP4）和 G 型（VP7）[①]。据统计，A 组轮状病毒至少有 28 个 P 型和 16 个 G 型，决定 P 型和 G 型的两种基因可以分开传送然后产生后代。因此，两种基因的组合不同，产生的病毒株就不同。再加上病毒变异时有发生，因此，轮状病毒的变异频率较高。更棘手的是，这种病毒在"吃住"上一点也不挑，常温下可生存长达 7 个月，在 50℃条件下生存 1 小时也不是难事，在低温环境下也很是自在。有研究发现，轮状病毒在 -20℃条件下可保存数年甚至数十年。同时，酸和乙醚也无法将其灭治。

"百变杀手"——轮状病毒家族史

物竞天择，适者生存。轮状病毒的生存环境一直在变化。为了更好地

① Matthijnssens, J, M. Ciarlet, S. M. Mcdonald, et al. Uniformity of rotavirus strain nomenclature proposed by the rotavirus classification working group（RCWG）. In Archives of Virology, 2011, 156（8）：1397—1413.

生存和发展，轮状病毒内部竞争也非常激烈，谁更适应当下环境谁就是主宰。因此，轮状病毒的发家史也是它们家族的斗争史。

1973年，轮状病毒被 Bishop 等发现，由此，大量关于轮状病毒的研究铺展开来。随着研究的不断深入，轮状病毒的一些流行特点被逐渐发现：一是世界范围内轮状病毒的流行血清型主要是 G1～G4，而各血清型在轮状病毒造成的感染中所占的比例并非一成不变，在不同地区、不同时间均会有所不同。例如，在我国，自2001年，G3血清型的比重不断上升，逐渐取代处于顶峰的 G1 株的王者地位；二是自1983年，美国、英国、印度等国家陆续报道 G9 血清型的出现。随后的相关研究表明，G9血清型引起的 RV 感染已成为肯尼亚等国的主要流行株[1]。同样，1994年，我国首次报道 G9 血清型轮状病毒感染，在2011年就有部分地区的数据表明 G9 血清型已成为主要流行株[2]。可以说，不固定是轮状病毒优势株最大的特点，没有哪个流行株可以在任何时间、任何地点都保持着优势地位，这样的流行节奏让各国医疗卫生工作者丝毫不敢懈怠。

"直击命门"——轮状病毒致病史

轮状病毒可不摆什么花架子，使感染者腹泻是它的杀手锏，但研究者对它是如何导致腹泻的却争论不一。目前主要存在两种主流学说：轮状病毒非结构蛋白4（NSP4）学说和肠道神经系统（ENS）学说[3]。

NSP4 是由轮状病毒基因10编码的非结构蛋白，大量研究表明，NSP4 在轮状病毒感染的腹泻中发挥着重要作用。在健康的情况下，人体的一切运转都井然有序、有章可循，包括 Na^+、Ca^{2+}、Cl^- 等离子的运转。而 NSP4 就像一个不怀好意的入侵者，它不但激活 Ca^{2+}、Cl^- 的通道，

① O'Ryan, M. The ever-changing landscape of rotavirus serotypes. In Pediatric Infectious Disease Journal, 2009, 28 (3 Suppl)：60—62.

② 耿启彬、赖圣杰、余建兴等：《中国26省（直辖市、自治区）2011—2014年5岁以下儿童腹泻病例轮状病毒流行特征分析》，载《疾病监测》，2016年第31卷第6期，第463—470页。

③ 吴剑、段晨阳、刘梦颖等：《轮状病毒致腹泻机制的研究进展》，载《现代生物医学进展》，2013年第13卷第12期，第2389—2392页。

还改变细胞膜的通透性，让细胞膜的大门向 Ca^{2+}、Cl^- 大开，结果导致细胞内的 Ca^{2+}、Cl^- 浓度高于正常水平；同时，它还可以抑制 Na^+ 的分泌。以上离子偏离正常轨道的转运和异常分泌最终会导致肠道内水及电解质代谢紊乱，腹泻随之而来。因此，调节水及电解质平衡是治疗过程中不可忽视的一部分[1]。

肠道神经系统学说认为肠绒毛上皮细胞下有大量的神经组织，这些神经组织就如感应灯的红外线，当轮状病毒侵入肠细胞后，肠道神经系统很快感应到它的存在，随之被激活，最终引起轮状病毒感染者腹泻和呕吐的反射[2]。

"食幼狂魔"——轮状病毒流行史

世界卫生组织的持续监测及多项相关研究显示，轮状病毒就是一种"小人"病毒，它的魔爪直接伸向 5 岁以下的婴幼儿。据统计，世界范围内每年约有 45 万的 5 岁以下婴幼儿死于轮状病毒感染引起的腹泻，90%的感染发生在医疗条件相对落后和卫生状况不容乐观的亚洲、非洲国家，其中，印度因轮状病毒感染性腹泻致死人数高居首位[3]。

1978 年，我国首次确定了轮状病毒的存在。轮状病毒主要通过粪口传播，这种传播方式与轮状病毒的耐酸特性有很大关系，因为胃酸根本没有办法杀死它；另外，在人群聚集的地方它还可以通过呼吸道传播，主要是以气溶胶的形式通过密切接触传播。即便悬浮在液体中，轮状病毒的传染性仍存在，因此，水源一旦被污染，很容易造成大范围感染。被轮状病毒感染的患者、无任何身体不适的隐性感染者和病毒携带者都是传染源，他们无意间成为轮状病毒的帮凶，让轮状病毒"结识"了更多健康的人

---

① Browne, E P, A. R. Bellamy, J. A. Taylor. Membrane-destabilizing activity of rotavirus NSP4 is mediated by a membrane-proximal amphipathic domain. In Journal of General Virology, 2000, 81（Pt 8）: 1955—1959.

② Kordasti, S, H. Sjövall, O. Lundgren, et al. Serotonin and vasoactive intestinal peptide antagonists attenuate rotavirus diarrhoea. In Gut, 2004, 53（7）: 952.

③ Mahmudalrafat, A, A. Muktadir, H. Muktadir, et al. Rotavirus epidemiology and vaccine demand: considering Bangladesh chapter through the book of global disease burden. In Infection, 2017, 46（1）: 1—10.

群，其中，6～24 月龄的婴幼儿感染率最高。这个时期的婴儿从母体获得的抗体数量大大降低，而自身的免疫系统又没有发育完善。另外，他们还喜欢用自己的小嘴去"品尝"世界，于是，狡猾的轮状病毒乘虚而入，在他们的肠道里面安了家①。

轮状病毒可不是一个勤快的病毒，它有自己的出勤表。大部分时间就在干燥的粪便里休养生息，等待时机，然后在秋冬季节（为每年 10 月到次年 2 月），它开始游走人世间。为了提高自己的存在感，在人群中掀起一个又一个感染高潮。所以，轮状病毒性腹泻又被称为"秋季腹泻"。

"先吐后泻"——轮状病毒的临床症状

轮状病毒寄存于小肠内，会安安生生地待着吗？怎么可能！它会通过各种手段耀武扬威。它先通过让宝宝呕吐的方式告诉宝妈奶爸们它来了；然后让宝宝腹泻不断，宝宝的大便一般呈水样，像蛋花汤一样，这样的比喻似乎有点倒胃口，但很形象、很到位。被感染的宝宝少则每天腹泻三四次，多则可达十几次，这样频繁的腹泻，小宝宝怎么会受得了。腹泻的同时，电解质、营养素也随着排泄物大量流失，随后引起不同程度的脱水，其特征表现为尿量变少、4 小时内不排尿、口干或嘴唇干裂、眼窝下陷或囟门明显凹陷等；有些宝宝甚至出现发烧、肺炎，严重的可能失去生命。

所以，轮状病毒导致的症状可以概括为先吐后泻，"三多一少"，即大便量多、水多、次数多，而尿量少。

"预防脱水"——治疗的重头戏

轮状病毒气焰如此嚣张，有什么特别有效的治疗方法可以对它进行毁灭性打击呢？

可惜的是，特效药不是随随便便就有的。轮状病毒导致的腹泻是一种自限性疾病，一般情况下发病 5～7 天后，症状轻的宝宝不需要特殊治疗就可以自愈。需要注意的是，宝妈奶爸们一定要给宝宝补充足够的液体以

---

① 黄海樱、陈波、周强：《广州地区腹泻患者轮状病毒感染的流行病学研究》，载《中华医院感染学杂志》，2015 年第 1 期，第 5—7 页。

防脱水。但千万不要以为，所有被轮状病毒感染的患儿多喝点热水、好好休息就万事大吉了。当宝宝腹泻或呕吐情况比较严重，出现任何程度的脱水，或者排泄物带血时，还是非常可怕的，及时就医才是当务之急。有一点要切记：不要随便给宝宝吃止泻药，那样只会让病毒无法顺利排出体外，从而导致大概一周就可以痊愈的疾病一拖再拖，小病变大病，一周变两周甚至更长时间。和其他感染性腹泻相比，轮状病毒另外一个可怕的地方就在于它会引起继发性乳糖不耐受，即由于体内乳糖酶分泌不足，不能完全消化母乳或牛乳中的乳糖而引起腹泻，而乳糖却是宝宝生长发育过程中不可或缺的一种重要的营养物质。

在治疗过程中，宝妈奶爸们一定不能让宝宝禁食，母乳喂养的宝宝要坚持进行母乳喂养[1]。宝宝如果食欲不佳，可以少吃多餐，不要强喂，同时添加乳糖酶 1～2 周；奶粉喂养的宝宝可以选择用不含乳糖的奶粉暂时过渡一下；已进行辅食喂养的宝宝饮食要清淡，当然不要一提到清淡，就想到白粥，只吃白粥可不能给宝宝提供足够的营养哦！可以选择易消化的食材，用少油低盐或无油无盐的方式进行加工。宝宝病好后，也要慢慢恢复他的饮食，毕竟肠胃功能刚恢复，还是很虚弱的。

"一'净'制敌"——轮状病毒的预防措施

由于没有特效治疗药物，因此对于轮状病毒性腹泻，做好预防措施，让宝宝免于疾病的痛苦显得尤为关键。

（1）轮状病毒很奇怪，它超级怕干净。宝宝要养成良好的卫生习惯，饭前便后都洗手，做一个爱干净的好孩子；父母等亲属在接触宝宝之前养成洗手习惯，做一个细心周到合格的照顾者；宝宝经常接触的物品比如玩具、奶瓶、餐具等要定期消毒。只要卫生措施做到位，轮状病毒就如秋天里的蚂蚱，威风不起来的。

（2）轮状病毒不奇怪，它也怕疫苗。接种轮状病毒疫苗是较好的预防措施。目前，国产的轮状病毒疫苗是口服的，虽然接种疫苗后并不能将轮状病毒完全拒之门外，但接种后再次感染轮状病毒时症状会大大减轻，

---

[1]　顾蓁、沈华琴：《喂养方式对婴幼儿轮状病毒腹泻的影响》，载《临床儿科杂志》，2010 年第 28 卷第 1 期，第 57—60 页。

疫苗可显著降低轮状病毒性腹泻的病死率。制作更加高效的疫苗也是一个大工程。由于轮状病毒的流行株并非一成不变，轮状病毒的分段 RNA 也容易发生重组变异，现有的疫苗还不能涵盖所有的血清型，而且病理机理也暂未完全被阐明。因此，疫苗的研发工作一直在路上，但总体而言，接种疫苗的利还是远远大于弊的。

（3）轮状病毒不神秘，它的行踪可以掌握。为了随时掌握轮状病毒的最新进展，我国根据轮状病毒的致死情况进行了全方位的监测，为进一步的研究提供最新依据。广州作为一线城市、中国的"南大门"，是外来务工者优先考虑的城市，流动人群占据广州人口的半壁江山，其中流动儿童所占的比例更是逐年上升。这些人群一旦感染轮状病毒，很容易将病毒传播到我国各地甚至世界各地，引起大范围的暴发[1]。经研究发现，广州地区轮状病毒的流行状况有自己的特点，比如 G8 型轮状病毒在我国首次被发现的地点是广州。因此，在广州做好轮状病毒的监测和宣传预防工作，对防控我国乃至全世界的轮状病毒感染防控有重要的意义。

轮状病毒的发展历程在各个国家是比较相似的，只是有些变异病毒在不同国家的发现时间略有差异，因此，新型病毒在其他国家的出现可以对广州乃至全中国起到预警作用。总之，想要做好轮状病毒的防治工作，相应政府部门和学者一定要密切关注其他国家轮状病毒的新动态。同时，将国内的研究成果与世界水平接轨，研究出更高效、更安全、更经济的疫苗，让轮状病毒无处可躲，让所有的宝宝们健康快乐成长。

---

[1] 冀新凤：《2010—2011 年广州市白云区某社区流动人口病毒性腹泻的监测》（学位论文），南方医科大学，2012 年。

大约在冬季

——诺如病毒

2018 年 3 月，广东省广州市某高校连续几日有多名学生出现头晕、恶心、呕吐、腹痛、腹泻的症状，一时间，校医院门诊部人满为患，看病的同学都形容憔悴，虚弱不堪。有些同学反映，这种疾病太可怕了，从感觉不舒服到吐得怀疑人生只需要不到 5 个小时。3 月 7 日，广州市疾病预防控制中心通报检测结果，在患者的呕吐物和排泄物中检出诺如病毒。经进一步调查发现，所有患者在发病前后两天都有在学校同一饭堂就餐的情况。截至 3 月 7 日，发病人数竟然有 260 余人。校方采取紧急措施，对校内食堂等各场所进行消毒，同时，对患病学生进行 72 小时隔离，并要求各专业的师生密切关注身边人的状况，一旦发现情况，即刻上报。

此时，大家不免发出疑问，出场方式有如此"排山倒海"之势的诺如病毒到底是何方神圣？

那就要先从它的名字的由来说起。1972 年，诺如病毒（norovirus）首次被发现，而它的发现者 Kapikian 用的检测样本却是 1968 年位于美国俄亥俄州诺瓦克镇的一位胃肠炎病人的粪便样本，因此，将其命名为"诺瓦克病毒"。之后，多项相关研究也陆续发现了与诺瓦克病毒结构相似但抗原性又不完全一致的病毒，这些病毒被命名为"诺瓦克样病毒"。为了便于以后的研究和交流，国际病毒命名委员会于 2002 年 8 月将其统称为"诺如病毒"[1]。我国在 1995 年于河南省首次发现诺如病毒的存在，之后我国各地陆续发现诺如病毒[2]。

---

[1] Kapikian AZ, RG Wyatt, R. Dolin, et al. Visualization by immune electron microscopy of a 27 – nm particle associated with acute infectious nonbacterial gastroenteritis. In Journal of Virology, 1972, 10 (5): 1075—1081.

[2] 方肇寅、温乐英、晋圣瑾等：《在我国腹泻患儿中发现诺瓦克样病毒感染》，载《病毒学报》，1995 年第 3 期，第 215—219 页。

诺如病毒的"凹凸"之貌

诺如病毒是一种单股正链 RNA 病毒，为嵌杯病毒科诺瓦克样病毒属，一眼看过去，就像一个球，比较对称。在电镜下可以观察到该病毒的表面凹凸不平，外衣壳蛋白是由 90 个二聚体组成，衣壳凹陷部分属于 S 区域，凸出部分属于 P 区域（如图 13 – 1 所示）。根据诺如病毒基因序列的相似性，大部分研究将该病毒分为 GI ～ GV 5 个基因型，其中，感染人类的基因型主要是 GI、GⅡ 和 GⅣ[①]。诺如病毒的流行病毒株一直在发生着演变，它通过不同型别间频繁的基因重组使抗原性迅速变化，变异可达 57%[②③]。狡兔有三窟，而诺如有千面，例如，最近 20 年世界范围内的流行毒株为 GⅡ ～ GⅣ，它的变异更是频繁，新的变异株几乎每隔 2 ～ 3 年就会出现，然后引起全球流行。诺如病毒抗原进化模式与流感病毒的非常相似，因此，诺如病毒又被称作"胃肠道流感病毒"。

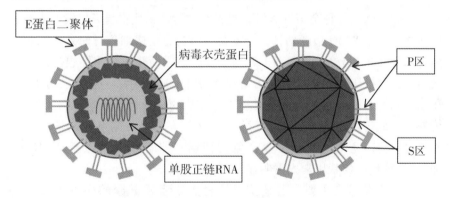

图 13 – 1 诺如病毒切面

① Robilotti E, S. Deresinski, B. A. Pinsky. Norovirus. In Clinical Microbiology Reviews，2015，28（1）：134—164.

② Zheng D P, T. Ando, R. L. Fankhauser, et al. Norovirus classification and proposed strain nomenclature. In Virology，2006，346（2）：312—323.

③ Fukuda S, Y. Sasaki, S. Takao, et al. Recombinant norovirus implicated in gastroenteritis outbreaks in Hiroshima Prefecture, Japan. In Journal of Medical Virology，2010，80（5）：921—928.

诺如病毒不仅抗原变异迅速，还能在 0℃以上、60℃以下的环境中存活，在各种理化因子面前就像一粒蒸不烂、煮不透的"铜豌豆"；在 pH 为 2.7 的酸性条件下暴露 3 小时、用 4℃ 20% 乙醚处理 18 ～ 24 小时 或在 60℃ 加热 30 分钟后它的感染性仍旧存在，普通的洗手液和酒精根本奈何不了诺如病毒。只有游离 Cl⁻ 浓度达 10 ppm 及以上的消毒剂作用 30 分钟后才能将其灭活。①

如果动物（如鼠、牛、猪）感染了人诺如病毒，不管是在临床表现，还是特异性免疫方面，总是与人类感染时的表现有差异。因此，目前还没有一种合适的动物模型来研究人诺如病毒。再加上建立的人诺如病毒可以生长的体外细胞培养系统尚不完善②，因此，对诺如病毒的作用机制、疫苗及效果评价等方面的研究仍是难题。

诺如病毒的"踏冬"之旅

诺如病毒是一种全球性病毒，是引起病毒性急性胃肠炎暴发的主要病原体之一。据 WHO 最新估计，全球每年因为感染诺如病毒而死亡的病例数有 3.5 万③。另外，它逐渐上升为 5 岁以下婴幼儿非细菌性腹泻的第二大病因，仅次于轮状病毒。从诺如病毒的出场时间来看，这个可恶的家伙还比较勤快，一年四季都能发现它兴风作浪的身影，但冬季是它的最爱。另外，诺如病毒还是一个努力追求"公平"的家伙，对各年龄段人群都不放过，但还是对老人、小孩、免疫抑制和器官移植的患者"照顾有加"，让他们的症状比常人更明显、更严重。

诺如病毒感染主要是托患者、隐性感染者及健康的病毒携带者的"福"，它是通过食物、人与人的接触（包括粪口传播、通过气溶胶进行的呼吸道传播）及被污染的水源这些旅游方式踏遍世界各地（如图 13 - 2

---

① Dolin, R. Noroviruses—challenges to control. In New England Journal of Medicine, 2007, 357（11）: 1072.

② 段素琴、和占龙：《诺如病毒及其疫苗的研究进展》，载《医学研究杂志》，2018 年第 6 期，第 190—193 页。

③ 2018 年 11 月 5 日引自世界卫生组织网站（http://www.who.int/mediacentre/news/releases/2015/food-safety/zh/）。

所示）。另外，诺如病毒不追求"毒海战术"，它只需极低的感染剂量
——10～100个病毒颗粒，就可以使人感染。而患者一次呕吐排出的病
毒颗粒就高达数亿个，供远远大于求。同时，诺如病毒不但可以在患者症
状出现前出现在患者排泄物中，而且在患者痊愈3天后的排泄物中仍可被
捡出。再加上它的"铜豌豆"特性和高度变异性，只要给了它可乘之机，
很容易造成大范围的暴发。诺如病毒一般选择幼儿园、学校、监狱、社
区、餐厅等半封闭且易有人群聚集的地方来传播。

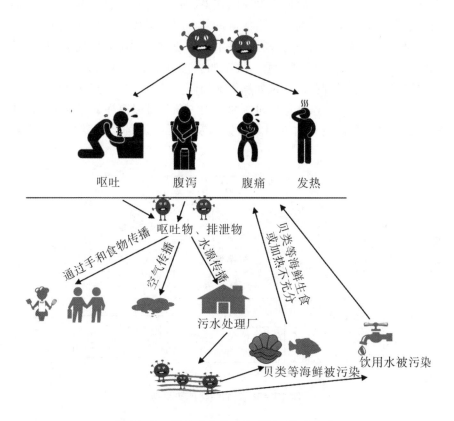

图 13-2　诺如病毒的感染途径及临床表现

诺如病毒的"机制"惑人

诺如病毒的流行特点我们可以通过研究患病人群来获得，可它在人体内是如何运作的呢？

诺如病毒真是一个极其狡猾的敌人，明面上它兵分多路，一方面它主要作用于空肠上端，导致小肠绒毛变宽变短且顶端变钝，使小肠吸收功能变差；另一方面，它可以使肠黏膜因感染而发生特异性的变化，引起炎症反应。另外，它还可以穿过肠道部位进入血液系统和淋巴系统，引起更大范围的病变，同时，它还可以在脾脏中进行复制，引起脾脏功能的损害[①]（如图 13-3 所示）。但暗地里，被诺如病毒感染后，我们人体的免疫细胞如何相互联络进行反抗，诺如病毒又如何在各路兵马中转移自己的遗传物质，目前的研究连这些运作机制的冰山一角都难以窥探，这一切与诺如病毒体外培养和合适动物模型的缺失以及病毒抗原的高度变异有很大的关系。

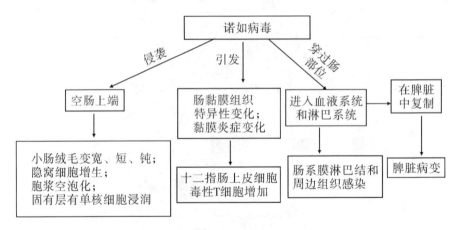

图 13-3　诺如病毒感染机制

---

① Souza, M, M. S. P. Azevedo, K. Jung, et al. Pathogenesis and Immune Responses in Gnotobiotic Calves after Infection with the Genogroup II. 4-HS66 Strain of Human Norovirus. In Journal of Virology, 2008, 82（4）: 1777.

诺如病毒的吐与泻

诺如病毒感染人体后，会导致患者突然发病，主要表现为腹痛、腹泻、呕吐，有时会出现头痛、发热等症状。再加上诺如病毒主要在冬季出没，因此，诺如病毒导致的疾病又称为"冬季呕吐病"，其中，儿童感染以呕吐为主，成人以腹泻为主。感染者病情加重时，还会导致脱水、休克，甚至失去生命。诺如病毒的潜伏期（从被感染到出现症状的时间间隔）短至2小时，长达72小时，病程较短，可自愈。于免疫功能低下及器官移植的患者而言，感染诺如病毒后会发展为慢性腹泻并且排泄物中持续携带病毒，成为固定的传染源。诺如病毒的诊断一般是根据发病时间、发病地点、临床症状和检测结果等方面综合考量而得出的准确推断。

感染不要怕，治疗有窍门

遗憾的是，目前，没有针对诺如病毒感染的特效药，采用的治疗方式主要是对症治疗和支持治疗。

脱水是诺如病毒致死的首因。因此，患者清醒时多采用口服补充液体及电解质的方式防止脱水、休克的出现。如果患者因呕吐脱水无法主动补液，需采用静脉输液的方式进行治疗。需要注意，使用抗生素时要谨慎，抗生素不仅会让机体产生耐药性，还会导致肠道内菌群失调、感染时间延长、症状加重。不管是腹泻还是呕吐，禁食绝对不可取，这样的情况下更需要通过进食补充营养。当然饮食要清淡，每天少食多餐。总结一下，治疗诺如病毒感染的重点就是防脱水。虽然现有的治疗方法无法一步到位，但可以有效缓解和控制病情。

疫苗虽难造，预防却有招

提及预防，接种疫苗是较佳的选择，可目前，国内外还未研发出人诺如病毒的疫苗。虽说患者感染诺如病毒后，身体会产生自己的防御武器——免疫抗体，可是抗体的"记性"有点差，再加上诺如病毒变异速度快，抗体产生的免疫保护很快便会消失或不起作用。据调查，我国成人既往感染后发生再次感染的概率高达90%①。因此，诺如病毒不是我们人生的"过客"，它更喜欢做"常客"。

目前，有效的预防措施是切断传播途径、控制传染源。具体措施有：

（1）爱干净。养成勤洗手的好习惯，培养良好的卫生意识。

（2）远离贝类。诺如病毒主要的污染对象有牡蛎等贝类、瓜果蔬菜及水源。据调查，广东省的牡蛎在冬季污染程度极高，其中，广州市最高②。因此，平时在食用贝类等海鲜时，一定要加热到位，冬季时，尽量少吃或不吃。生熟食品要分区域，不喝生水，注意饮食卫生③。

（3）360度全方位消毒。一旦出现感染者，要及时治疗并隔离，对患者的呕吐物和排泄物要进行专门的消毒处理，对患者接触过的物品表面用含氯消毒剂（Cl⁻大于10mg/L）进行消毒。

（4）宅在家也是法宝。症状消失后的一周尽量不要去人群聚集的公共场所，避免引起他人的感染。

（5）防在日常。幼儿园、学校等半封闭的场所要建立好日常消毒和管理制度，如果发生诺如病毒的暴发，一定要做好公共场所的全面消毒，重点关注食堂、饮用水源和食材的卫生状况。

（6）知识就是力量。平时在学校、社区及步行街等公共场所进行相关健康教育，运用电视、微博、微信公众号等多种渠道，提高诺如病毒预防知识的覆盖率。

我国关于诺如病毒的研究从1995年起步，同时，借鉴其他国家诺如病毒的变异和流行情况，来预测我国诺如病毒的流行趋势。目前，我国人群诺如病毒的感染十分普遍，其中，暴发主要发生在广东等南方城市，可能与南方的海鲜数量比较多有关④。我国的监测力度也逐年增加，从1998

---

① Dai，Y，J. Nie，X. Zhang，et al. Seroprevalence of antibodies against noroviruses among students in a Chinese military medical university. In Journal of Clinical Microbiology，2004，42（10）：4615—4619.

② 梁辉、蒋琦、戴光伟等：《2011—2012年广东省市售牡蛎中诺如病毒污染调查分析》，载《中国食品卫生杂志》，2013年第25卷第4期，第359—362页。

③ 缪国忠、章剑、何政等：《一起GI型诺如病毒感染致食源性疾病暴发的调查》，载《医学动物防制》，2018年第3期，第250—252页。

④ 桑少伟、赵仲堂、索继江等：《国内诺如病毒胃肠炎暴发流行特征分析》，载《中华医院感染学杂志》，2011年第20期，第4245—4247页。

年，部分地区设立哨点医院，我国病毒性腹泻监测网络覆盖范围愈来愈大①。广东省落实好诺如病毒的预防措施并建立完善的监测系统，能对广东省乃至全球诺如病毒的预防起到积极作用。我们加强与世界的交流，同时，也要把好中国的"南大门"，不要让国人带"毒"出国，更不让各种新型病毒、变异病毒轻易进入我国。

---

① 张静、常昭瑞、孙军玲等：《我国诺如病毒感染性腹泻流行现状及防制措施建议》，载《疾病监测》，2014 年第 29 卷第 7 期，第 516—521 页。

熟悉的陌生病

——登革热

春天草长莺飞、花木繁盛，自古便为人所称道。四月，大地春归，花草纷飞落尽，然而芳菲虽尽，美好的夏日却于此开启。

夏天是一个再热情不过的季节了，日长、晴好、荷花艳、雨水盛，古往今来无数的诗词人也曾以美好的语句来赞颂、描绘它。"纷纷红紫已成尘，布谷声中夏令新"是初夏时的春归景象；"人皆苦炎热，我爱夏日长"是盛夏里的夏日热长；"残云收夏暑，新雨带秋岚"是夏末初秋间的怡人凉爽。但是，在享受夏天带来美好的同时，热情的夏天也存在一种令人烦扰的生物，那就是蚊子。它不仅嗡嗡扰人、吸血痒人，还会将病毒传给人类从而使人生病，其中最令广东人熟悉的一种蚊媒病就是大名鼎鼎的登革热了。

2014 年夏日的大暴发

登革热是一种由登革病毒（dengue virus，DENV）导致的热带蚊媒传染病。广东以北的"北方人"或许对登革热不甚了解，但对于广东人来说，登革热应该是耳熟能详的。毕竟每年的夏天，疾病预防控制中心等有关部门都会宣传并号召群众积极防控登革热，社区也会组织居民开展防控工作。

自 1978 年登革热于我国再现后，广东基本上一直是登革热病例的"贡献大省"，不过进入 21 世纪后，广东的登革热疫情一直都防控得不错，没有出现过严重暴发的情况。因此，全国的病例数也随着广东省的疫情变化，在几十例至几千例，都在可控制范围内。病例数最多时从 2012

年的 575 例上升至 2013 年的 4 663 例①。如果按照变化规律，2014 年的登革热疫情应该会有所下降，就算继续升高也不至于太严重，然而这一次，登革热却没有按照预定轨道行进。

在 2014 年 6 月 11 日之前，广东省疾病预防控制中心共报告了 12 例登革热病例，其中，包括 1 例本土登革热病例和 11 例输入性登革热病例②。2014 年 6 月 21 日，佛山出现首例本地登革热感染病例。2 天后，广州市也报告了首例本地登革热感染病例③。接到报告后，有关部门高度重视，立即召开会议，部署全省登革热防控工作，印发宣传单，在社区广泛张贴，动员居民积极防控登革热等。但是，登革热疫情没有得到很好的控制，反而势头"旺盛"。9 月，登革热疫情开始呈"暴发式"增长。9 月初，只有 1 000 余例。至 9 月 28 日零时，病例数已达 10 743 例。并且，疫情呈现"多点开花"趋势。9 月末，广东省共有 19 个地级市报告登革热病例，其中，以广州疫情最为严重，病例数达 9 055 人。

接着，国庆黄金周假期到了。辛苦工作了许久，许多人都会趁着放假出门游玩放松一番，导致任何景点都是人满为患，而这巨大的人流量无疑也会为登革病毒的传播推波助澜。国庆期间，全省登革热病例共增长近10 000 例，新增死亡病例 2 例，受累及地级市增加到 20 个。国庆假期结束后，登革病毒的"狂欢"却并未就此停歇，它一路高歌，每日病例增长数量依然在 1 000 余例活跃，而广州仍是重灾区。直至 10 月 18 日，登革病毒的"兴奋"模式才开始收敛。11 月中旬，登革热每日新增病例数迅速下降至低水平。到 12 月中旬时，疫情才趋于流行末期。

---

① 来源：国家卫生和计划生育委员会网站（http://www.nhfpc.gov.cn/jkj/s3578/201402/26700e8a83c04205913a106545069a11.shtml）。

② Shen，S Q，H. X. Wei，Y. H. Fu，et al. Multiple sources of infection and potential endemic characteristics of the large outbreak of dengue in Guangdong in 2014. In Sci Rep，2015，5：16913.

③ 邹钦：《广东省 2014 年登革热疫情防控实践与思考》，载《中华卫生杀虫药械》，2015 年第 6 期，第 630—632 页。

最后登革病毒的"狂欢"彻底停歇之时，全国的登革热发病数为
46 864 例①，广东省登革热发病数累计达 45 189 例②，其中死亡共 6 例
（包括广州 5 例、佛山 1 例），疫情最严重的广州发病数累计 37 359 例③。
与 2013 年的疫情相比，广东省此次登革热大暴发严重程度可见一斑。其
中以 9 月 28 日至 10 月 17 日的疫情最为严重，发病人数占所有病例数的
58%（如图 14 - 1、14 - 2 所示）。

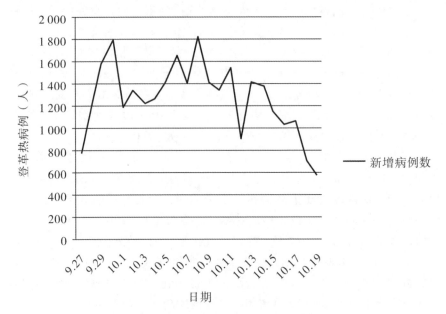

图 14 - 1　2014 年广东省登革热疫情高峰期每日新增病例情况

---

① 来源：国家卫生和计划生育委员会网站（http://www.nhfpc.gov.cn/jkj/s3578/
201502/847c041a3bac4c3e844f17309be0cabd.shtml）。

② 来源：广东省卫生和计划生育委员会网站（http://www.gdwst.gov.cn/Pc/In-
dex/search_show/t/all/id/13046.html）。

③ 邹钦：《广东省 2014 年登革热疫情防控实践与思考》，载《中华卫生杀虫药
械》，2015 年第 6 期，第 630—632 页。

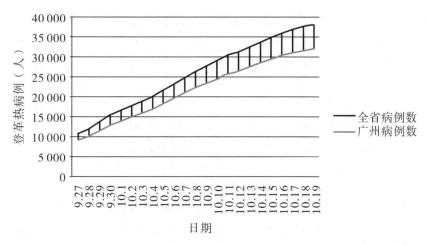

图 14 - 2　2014 年广东省登革热疫情高峰期全省及广州发病情况

熟悉的陌生病毒

登革病毒其实是一种黄病毒科黄病毒属的 RNA 病毒，病毒颗粒大小为 50nm 左右，由包膜、核衣壳以及 RNA 组成。其 RNA 编码 3 种结构蛋白，即衣壳（C）、前膜（prM）、包膜（E），和 7 种非结构蛋白（NS1、NS2A、NS2B、NS3、NS4A、NS4B 和 NS5）[1]。C 蛋白构成了病毒的衣壳，E 蛋白和 prM 蛋白形成病毒的糖蛋白外壳，其中，E 蛋白还负责结合和进入宿主细胞[2]，而 NS 蛋白则负责病毒复制和宿主免疫逃避[3]。登革热病毒共有 4 种血清型（DENV1 ~ 4），患者感染某种血清型恢复后对这种血清型病毒有长时间的免疫，然而对其他血清型只存在部分的交叉免疫。更糟

---

① Khetarpal, N, I. Khanna. Dengue fever: causes, complications, and vaccine strategies. In Journal of Immunology Research, 2016 (5): 1—14.

② Screaton, G, J. Mongkolsapaya, S. Yacoub, et al. New insights into the immunopathology and control of dengue virus infection. In Nature Reviews Immunology, 2015, 15 (12): 745.

③ Uno, N, T. Ross. Dengue virus and the host innate immune response. In Emerging Microbes & Infections, 2018 (7): 167.

大众传染病防控

糟的是，之后，再感染异型登革病毒时，由于抗体依赖性增强作用①，还会增加罹患严重登革热的风险。

当登革病毒进入人体后，它并不会立即宣扬自己的存在，而是先暗自潜伏下来一点点地渗透"敌后"，一般经过 5 ～ 9 天（最长可至 14 天）的潜伏期后，登革病毒对人体发起总攻，厉害地证明它攻占了人体。

患者通常急性起病，根据病情严重程度可分为轻型登革热及重型登革热。最初起病时，人体表现为快速出现高热，在 24 小时内体温可达 40℃，一般持续 3 ～ 7 天。除发热以外，患者还可出现乏力、淋巴结肿大、恶心、呕吐等胃肠道症状，以及头、肌肉、骨骼和关节等疼痛。同时，患者还可有不同程度的出血，例如，出现皮下瘀点、牙龈出血等。第 3 ～ 6 天时，患者颜面、四肢可出现充血性皮疹或点状出血疹。当病症发展为严重登革热时，可出现持续呕吐、腹部剧痛、球结膜水肿、胸腔积液和腹水等，症状严重者可引起休克、严重出血及脏器损害，危及生命②。

严重的登革热可能会致死。登革热这么可怕吗？其实不用太担心，因为普通人群感染登革热后通常呈隐性感染（即无临床表现或只有轻微表现而不容易被发现），就算是登革热患者也以轻型登革热为主，仅有少数发展为严重登革热，并且通常发生于老人、婴幼儿、孕妇、免疫缺陷者，以及有糖尿病、高血压等慢性基础病的人群③，因此，这几类人群需要着重关注。普通人群须注意登革热是一种流感样疾病，其早期症状常易被患者误认为是感冒，患者通常吃点感冒药草草了事，病情却并未就此打住，而更糟糕的是患者还会作为传染源帮助登革病毒传播，也许某个时刻就将病毒传给了易患严重登革热的人群。故而早期识别、诊治登革热很重要。其实登革热的主要症状总结下来就是 3 个字——热、痛、疹，若在登革热

---

① 在第 1 次感染登革病毒后，机体会产生中和抗体、增强性抗体等抗体。当再次感染同型病毒，则中和抗体通过中和病毒而感染终止。但如再次感染为异型病毒，第 1 次感染产生的抗体能与再次感染的病毒颗粒相结合，形成病毒—抗体复合物并结合到单核细胞表面，随着单核细胞的吞噬作用，病毒进入细胞内大量繁殖，引起登革热的严重类型。

② 张复春、何剑峰、彭劼等：《中国登革热临床诊断和治疗指南》，载《中华内科杂志》，2018 年第 57 卷第 9 期，第 642—648 页。

③ 张复春、何剑峰、彭劼等：《中国登革热临床诊断和治疗指南》，载《中华内科杂志》，2018 年第 57 卷第 9 期，第 642—648 页。

流行季节出现这"三字"病，一定记得尽快就医，以免发展为严重类型或继续将病毒传给他人。

登革病毒的"履历"

登革病毒在蚊媒病毒中算得上是资历久、辈分高的老病毒了。

1779 年，登革热就在开罗及雅加达流行。随后的时间里，登革热相继在其他国家被发现。由于战争及战争后的经济及城市发展等因素，登革病毒拓展范围的步伐很快。至 19 世纪，它的足迹已遍布热带地区，但好在这时登革病毒还年轻、招数少，全球总病例数不多。

1952 年，登革病毒被分离出来。1953 年，在二战后经济快速发展的背景下，菲律宾、泰国等东南亚国家发生暴发性疫情，并陆续被发现会造成严重且致命病情的登革出血热或登革休克综合征[①]。这个时候，登革病毒开始展现它作为一个老病毒的"手段"。20 世纪 50 年代以后，全球登革热病例数呈指数式增长，登革出血热或登革热休克综合征发病人数及流行国家不断增加。至 1998 年，报告的登革热/登革出血热病例总数达 120 万，死亡 3 442 例。

在 2000 年至 2004 年，全世界登革热病例数年平均为 925 896 例，几乎是 1990 年至 1999 年报告的 479 848 例的两倍[②]。

目前，登革病毒在非洲、美洲、东地中海、欧洲、亚洲和西太平洋地区的 100 多个国家流行，其中，美洲、东南亚和西太平洋地区受到的影响最为严重。2008 年，三个地区的病例数超过 120 万例，2015 年更是超过 320 万例，仅在美洲就报告了 235 万例登革热病例，其中，10 200 例被诊断为严重登革热，并导致 1 181 例死亡病例。2016 年，全球出现了大规模的登革热疫情，美洲区域报告的病例超过 238 万例，仅巴西就贡献了

---

① 登革出血热及登革休克综合征即为登革热的严重类型，此为以前的诊断标准分法。

② Guzman，MG，S. B. Halstead，H. Artsob，et al. Dengue：a continuing global threat. In Nature Reviews Microbiology，2010，8（12 Suppl）：7—16.

150 多万例；西太平洋地区报告了超过 375 万例登革热疑似病例①。

一项对登革热疾病负担的估计显示，世界上超过一半的人口（36 亿人）生活在有感染风险的地区，并且总共有 3.9 亿人感染了登革热，其中，9 600万人为有症状感染，200 万人患有严重登革热，每年有 21 000 人死亡②。

在我国，自 1870 年以来，台湾就有登革热发生的记载。1873 年，厦门首次发生登革热疫情，随后登革热在福建、广东、上海、浙江等地区时常流行。20 世纪 40 年代初期，登革热不仅在东南沿海省份流行，甚至蔓延到内地的南昌、汉口等地。随后的 30 多年登革病毒销声匿迹，直到 1978 年，佛山发生了由 DENV4 型引起的登革热流行，它才又开始活跃在中国人民的视线中③。1978—1991 年，我国登革热疫情主要分布在广东省和海南省。1992 年前，海南省登革热发病率最高，此后，广东省登革热发病率占据主导地位，并于1995 年、2002 年、2006 年、2013 年和 2014 年出现较大疫情。20 余年里，2014年的疫情最为严重。目前，我国登革热疫情主要分布于广东、广西、云南、福建、浙江等地，全国多地均有输入性病例报道。

登革病毒的朋友

登革病毒作为一种蚊媒病毒，如今能有这么大的"成就"，多亏了它的朋友——白纹伊蚊及埃及伊蚊作为媒介帮助其传播。通过分析登革病毒的"履历"，我们可以发现，蚊子多的地方正是登革热疫情最严重的地方，蚊子多的时节也正是登革热疫情最严重的时候。虽然登革病毒在蚊子的承载下沿着赤道横行热带地区，但离开了蚊子之后，登革病毒基本上就会丧失传播能力，成为一个"废病毒"。而这两种蚊子其实就是生活中常见的"花蚊子"——长长的腿上带有一圈圈白色的环。它俩不仅长得花，心也很花，因为它们也是帮助传播寨卡病毒和基孔肯雅病毒的"元凶"。

---

① 来源：世界卫生组织网站（http://www.who.int/news-room/fact-sheets/detail/dengue-and-severe-dengue）。

② Guzman, M G, D. J. Gubler, A. Izquierdo, et al. Dengue infection. In Nature Review Disease Primers, 2016, 2：16055.

③ 熊益权、陈清：《1978—2014 年我国登革热的流行病学分析》，载《南方医科大学学报》，2014 年第 12 期，第 1822—1825 页。

埃及伊蚊是一个世界性热带蚊种，但是在广东仅在雷州半岛、阳江沿海以南等地被发现，其生活习性也与白纹伊蚊类似，因此，这里主要谈谈白纹伊蚊。

白纹伊蚊在我国分布很广，南起海南，北至沈阳、大连，西到陇县、宝鸡，东部则大部分地区都有分布[1]。其偏爱人血，常在白天活动，一般有早晨及傍晚2个吸血高峰。白纹伊蚊最早可于2月、3月份出现，活动高峰为7—9月，其蚊卵可以越冬。它好阴喜湿，属于"清水容器型"蚊子，常滋生于居民点及其附近有积水的容器中，如水生植物花瓶、积水的盆钵、废旧轮胎等，甚至一个积水的塑料瓶盖就可以滋生出蚊子。

通过吸血，伊蚊将登革病毒传播至人体，而感染者又可通过伊蚊吸血将登革病毒传播给伊蚊，整个过程成为一个人—蚊—人循环（如图14-3所示）。

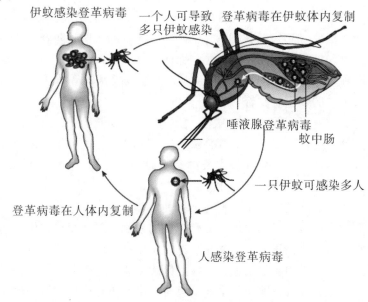

图14-3　登革病毒传播人—蚊—人循环[2]

① 龚道方、周红宁：《中国登革热重要媒介白纹伊蚊的研究进展》，载《中国媒介生物学及控制杂志》，2009年第20卷第6期，第607—610页。

② Guzman, M G, D. J. Gubler, A. Izquierdo, et al. Dengue infection. In Nature Review Disease Primers, 2016, 2.

患者或隐性感染者的血液通常有 5 ～ 6 天的传染性，一般为发病的前一天至发病后第五天，尤以发病后 2 ～ 3 天更甚①。当蚊子吸了具有传染性的血液时，会一同将登革病毒吸入蚊肠道，登革病毒就会在蚊肠道里增殖复制最终抵达蚊子的唾液腺。唾液腺受感染后，蚊子就具有了传播登革病毒的能力，整个过程 8 ～ 10 天。而这种传播能力将伴其终生，并且还可随着产卵将病毒传给下一代。此后，随着蚊子的吸血，登革病毒将会被传播给其他人或者宿主动物。

患上登革热后一般只能对症治疗——积极补液、退热等。虽经多年的努力，登革热疫苗基本还处于研制中未曾上市，因为抗体依赖性增强作用不仅是导致严重登革热的机制，同时，也是登革热疫苗研发的攻克难点——为了防止抗体依赖性增强作用，登革热疫苗的保护性需要涵盖 4 种血清型。2015 年 12 月，由赛诺菲巴斯德公司开发的四价疫苗——Dengvaxia 成为第一个获得许可的登革热疫苗，其目前已经获得 20 个国家监管机构的批准（不包括我国），用于 9 ～ 45 岁的人群预防登革热，但这唯一获许可的疫苗也存在一个问题，那就是其会使未感染过登革病毒的人具有更高罹患重型登革热的风险②。因此，如果要预防登革热，我们就得主要从灭掉它的蚊子朋友着手。

针对成蚊，可采取喷洒杀虫剂、挂蚊帐、穿长衣长裤进行全副武装等方法作为预防措施。然而，随着杀虫剂用量的增加，如今蚊虫杀虫剂耐药率也在逐步增加，且夏日穿长衣长裤又未免过于炎热，因此，针对幼蚊，将其扼杀在摇篮中更为便利有效。

如果要减少幼蚊的滋生，则需破坏其生存环境——想尽一切办法减少积水，比如定期清除废旧盆罐、废旧轮胎的积水，尽量少养水生植物，定期更换水生植物容器里的水，并注意清洁水生植物的根部，等等。同时爱护环境卫生，不随地乱扔垃圾，一样可以减少伊蚊滋生。

当然，除了灭蚊，隔离传染期的患者也是登革热防控环节中的一个重要组成部分，隔离措施则是避免患者再被蚊子叮咬，例如，将患者隔离在

---

① 杨正时、李雪东：《登革热的传播模式、蚊媒及防控》，载《中国微生态学杂志》，2016 年第 28 卷第 2 期，第 225—229 页。

② WHO. http：//www. who. int/news – room/fact – sheets/detail/dengue – and – severe – dengue.

网格较密的蚊帐中至其传染性消失（如图14-4所示）。患者或具有轻微症状的隐性感染者也要及时就医，并告知医生自己曾有蚊虫叮咬史。

主要的"贡献者"

登革热虽然在广西、云南、福建、台湾等地也有报道，但是最近几十年里，登革热疫情主要还是广东省"贡献"的，广东省在登革热的防控中占有举足轻重的地位，可以说当广东省的登革热疫情轻微时，全国的登革热疫情就不会严重。

广东省身为中国的"南大门"，与登革热高发地区往来甚多，白云国际机场更是拥有最多的直飞东南亚的航线（来自东南亚输入性病例约占我国登

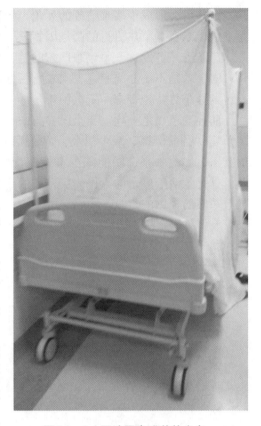

图14-4　医院隔离登革热患者

革热输入病例的83%[①]），本身就承载着很多输入性病例的压力。

广东省整体上属于亚热带季风性气候，气候潮湿炎热，夏季雨水频繁，极易产生积水，滋生蚊虫，且目前白纹伊蚊的数量也很多。省内城市经济发达，城镇化进程很快，外来务工人员数量庞大，原本的农村地区因为发展需要逐渐被纳入城市之中。但随着城市所容纳人数的增加，城市也变得十分拥挤，楼与楼之间的距离很近。以广州为例，广州目前是我国在城中心保存大面积城中村的一线城市之一，虽然城中村方便了居民的生活，但很多楼房也是"脏乱差"的代表，因为这些楼房之间通常十分拥

---

① 涂文校、马涛、李昱等：《2016年我国内地寨卡病毒的输入和传播风险评估》，载《科学通报》，2016年第61卷第12期，第1344页。

挤，下雨后会形成很多难清理的死角，导致其卫生环境较差。以上这些都是造成广东省登革热流行的高危因素。

广东省经济发达，每年来广东的游客及务工人员非常多，当他们离开广东时，若是不小心将登革热作为"手信"带回家乡，无疑也会为其他地区的登革热防控带来一定的困难。

防控登革热是一项需要全民参与的卫生运动。在登革热流行季节时需要落实"翻盆倒罐、减少积水、防蚊灭蚊"，出现"热、痛、疹"时要及时就医，如此一来，既能减少本地流行，也会减少向其他地方输入登革热。这是生活于广东的人民为广东省的登革热防控做的贡献，更是为全国的登革热防控做的贡献。

2016 年"年度网红"

——寨卡病毒

与奥运相关的二三事

2016 年的巴西里约奥运会，奥运健儿们在赛场上凭借出色的发挥摘金夺银，引起了国民的高度关注。与此同时，中国运动员带到里约的一个"中国制造"也在奥运村中悄然走红，西班牙媒体甚至形容其为"国家法宝""第五大发明"。这个走红的"中国制造"就是环保防蚊利器——蚊帐。

为了创造一个良好的奥运环境，奥运会开幕之前，巴西政府就曾采取喷洒驱蚊剂、教育公众爱护卫生等措施进行灭蚊防蚊，并且还贴心地为各个国家的运动员准备了驱蚊液，可这还不够。我国体操队员们为了防蚊，不远万里地从国内将蚊帐带到奥运村；日本等代表团也紧急订购了一批驱蚊环，避免运动员们被蚊子叮咬；韩国队的队服中添加了可驱蚊的化学物质，等等。奥运会期间，各个国家的运动员为了防蚊可谓使尽浑身解数。

巴西政府也在加强灭蚊，但为什么去巴西的运动员们还在想方设法地避免被叮咬呢？这背后的原因就在于巴西高发蚊媒病，其中，最令人担忧的是当时影响世界的寨卡病毒（Zika Virus）。

巴西位于南美洲，全境大部分地区属热带，亚马孙雨林大部分也位于此。气候炎热，雨泽充沛，这里是蚊虫滋生繁殖的天堂，同时，也是蚊媒病毒生存的美妙之地。

作为奥运会举办地，奥运会期间，巴西将迎来大量来自世界各地的运动员及游客，交流频繁，贸易量庞大。然而，里约奥运会开幕之前，寨卡病毒却如同一场黑色风暴席卷巴西，感染了众多人群。

寨卡病毒是一种蚊媒病毒，其传播媒介为伊蚊。其中，埃及伊蚊是病毒主要传播者，白纹伊蚊也是一大帮凶，在非洲伊蚊、黄头伊蚊体内也曾检测到寨卡病毒。大量的人群及蚊子，无疑为寨卡病毒的传播创造了良好的条件。若是一个人不小心被蚊子叮上一口，感染寨卡病毒的概率很高，因此，那时的巴西几乎是谈"蚊"色变。

可如果感染上了寨卡病毒又会如何？寨卡病毒为何让人如此害怕？

感染寨卡病毒之后

"嗡嗡嗡……"一只携带寨卡病毒的蚊子降落在一个人的皮肤上。它将锋利的口器插入皮肤下的毛细血管内。由于血液的压力，鲜甜的血液通过吸管自动进入蚊胃内，寨卡病毒混在蚊子的唾液中一同被注入人血管内，人就这样感染上了寨卡病毒。但是，入血后的寨卡病毒在人体内具体如何侵入增殖尚未明确。

数天的潜伏期里，人的血液中会有一定量的寨卡病毒。若此时他再次被蚊子叮咬，血液中的寨卡病毒也可趁机从人体进入蚊胃。随着这只蚊子叮咬其他人，寨卡病毒将散播开来。

大约80%的寨卡病毒感染者会呈隐性感染，即不表现出明显的临床症状，仅通过一些特异性血清学检测才能被发现。但值得关注的是，隐性感染者具有传染性，故而隐性感染者对于传染病的防控意义重大，因为他们可能在未知被感染的情况下就将病毒借由蚊子传给了他人。20%的感染者表现为寨卡病毒病的典型症状，也称作寨卡热。其症状与登革热相似，包括发热、皮疹、结膜炎、关节肌肉疼痛、乏力、头痛等，通常较轻微，持续 2～7 天，为自限性疾病。患者亦具有传染性。

从寨卡病毒病的症状看来，寨卡病毒好像也不是很可怕。如果只是这么简单地认为的话，那就远远低估寨卡病毒的杀伤力了。有证据提示，寨卡病毒与先天性畸形、神经症状、自身免疫性疾病等均存在相关性，这就是寨卡病毒的可怕及邪恶之处。

小头畸形患儿（如图 15-1 所示）不仅面部比例失调，更严重的是存在神经系统发育障碍，包括大脑钙化、脑萎缩等，以及听觉和视觉异常。2015 年 11 月 11 日，巴西卫生部宣布进入公共卫生紧急状态，因为2015 年在伯南布克州出生的小头畸形婴儿数量异常增加。2015 年 11 月的流行病学数据显示，在巴西东北部的伯南布克州、北大河州和塞尔吉佩州，新生儿小头畸形的发病率增加了 10 倍①。此外，几乎所有被诊断为小头症婴儿的母亲，其早期妊娠中都有寨卡病毒感染的症状。在两个被诊断出患有小头症胎儿的母亲的羊水中还检测到了寨卡病毒 RNA。这些报道令世界哗然，因为这是人类首次发现蚊媒病毒可能导致如此严重的先天畸形。

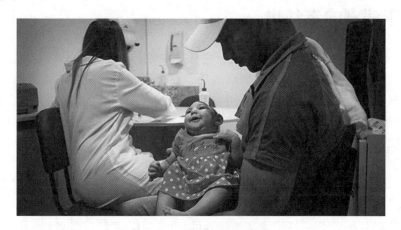

图 15－1　小头畸形患儿②

　　2015 年，世界卫生组织收到了法属波利尼西亚寨卡疫情回顾性报告，报告中显示，74 例患者出现神经症状或自身免疫性疾病症状，其中，42 例被确诊为格林－巴利综合征③。2015 年 1 月至 7 月，巴西共报告 121 例与寨卡病毒感染相关的神经症状和格林－巴利综合征④。其他寨卡病毒流行的美洲国家也有此类情况报告。寨卡病毒病患者患格林－巴利综合征比例较高，或者说格林－巴利综合征患者中患寨卡病毒病的人较多，这提

---

①　European Centre for Disease Prevention and Control. Rapid risk assessment：microcephaly in Brazil protentially linked to the Zika virus epidemic（2015－11－24）.

②　图片来源：世界卫生组织网站（http：//www. who. int/mediacentre/multimedia/podcasts/2017/en）。

③　格林－巴利综合征是常见的脱髓鞘性自身免疫性疾病，临床表现为由下向上发展的对称性四肢无力，以及不同程度的感觉异常。

④　European Centre for Disease Prevention and Control. Rapid risk assessment：microcephaly in Brazil protentially linked to the Zika virus epidemic（2015－11－24）.

示着我们或许寨卡病毒病与格林–巴利综合征之间可能存在某种联系。

2016 年 2 月 1 日，世界卫生组织宣布，巴西近期与寨卡病毒感染相关的小头畸形和其他聚集性神经系统疾病构成国际关注突发公共卫生事件，并且呼吁人们对寨卡病毒及寨卡病毒病进行关注。

寨卡病毒的走红史

寨卡病毒究竟是何许病毒也？它又是如何走红世界的呢？

寨卡病毒属于黄病毒科黄病毒属，病毒颗粒呈球形。结构蛋白包括 C、M、E 三种蛋白。病毒衣壳由 C 蛋白组成，呈对称的 20 面体的形状，周围环绕着由宿主细胞产生的球形脂质双层膜。M 和 E 蛋白固定在病毒表面，参与结合宿主细胞和膜融合。非结构蛋白（NS1 ~ NS5）在病毒复制及与宿主免疫对抗中发挥作用[①]。

如果您稍微留心就会发现，寨卡病毒的病毒特征与同属黄病毒家族的近亲——知名度较高的登革病毒相似。然而，别看寨卡病毒在 2015 年至 2016 年"大火"，一跃成为传染病界的年度"第一网红"，曾经，它只是一个来自乌干达森林的小病毒，在被发现后的几十年里都默默无闻，远不及登革病毒持续不断的高热度。

1947 年，乌干达的研究人员从寨卡森林地区捕获的恒河猴体内分离出一种新型的病毒，研究人员便以森林的名字将其命名为寨卡病毒。寨卡病毒从此正式出道。

1948 年，研究人员首次从寨卡森林的非洲伊蚊体内分离出寨卡病毒。

1952 年，在乌干达和尼日利亚的调查发现，人体血清中存在寨卡病毒中和抗体[②]。同年，另一项调查发现，大量印度人已经产生了针对寨卡病毒的免疫反应。原来寨卡病毒已经悄悄地将邪恶的小手伸向人类。

1947—2006 年，寨卡病毒虽在逐渐扩大自己的势力范围，但全球从未有过寨卡病毒病疫情暴发报道，有记录的寨卡病毒病病例数仅有 14 例，

---

① Wang, Anyou, Stephanie Thurmond, Leonel Islas, et al. Zika virus genome biology and molecular pathogenesis. In Emerging Microbes & Infections, 2017, 6（3）: e13.

② Science. Zika's long, strange trip into the limelight.（2016 – 02 – 10）［2016 – 03 – 15］. http://www.sciencemag.org/news/2016/02/zaika-s-long-strange-trip-limelight.

并且只在亚非地区国家被发现。半个多世纪的时间里，它性情温和，似乎对人类没有什么威胁。因此，寨卡病毒出道以后一直没有大火，与其他蚊媒病毒相比，对寨卡病毒的研究相对较少。

似乎低调太久，经过多年的重组以及实力沉淀后，寨卡病毒迫切想让世界认识已经"出道"多年的它。

2007 年，寨卡病毒踏出亚非，来到太平洋地区密克罗尼西亚联邦的 Yap 岛。这一次它不再低调，7 500 名岛民中 73% 的岛民被寨卡病毒感染，49 例被确诊为寨卡病毒病病例，59 例为可疑病例[①]。此为全球首次暴发寨卡病毒病疫情。

2013—2014 年，法属波利尼西亚暴发寨卡病毒病疫情。随后，寨卡病毒的影响扩大至其他太平洋国家，如斐济等。2015 年，寨卡病毒开始踏入美洲土地，巴西、墨西哥、巴拉圭、委内瑞拉等美洲国家先后确认寨卡病毒本土感染病例。

2016 年 2 月 9 日，我国江西省确诊首例输入性寨卡病毒病病例，寨卡病毒进入了中国的地界。截至 2016 年 6 月，我国已有 21 例输入性寨卡病毒病病例。此时，全球已有 60 多个国家和地区曾报告寨卡病毒感染疫情。寨卡病毒凭借自己的各种手段成了"世界网红"，赚足了人们的眼球。

广东的朋友请注意

丝绸之路的起点在中国，而海上丝绸之路的发祥地就在广东。自古以来，广东省就是我国著名的贸易港口省份，对外贸易繁荣昌盛。现如今，随着全球化进程的推进，广东省作为我国的"南大门"——华南、中南地区对外开放的主要平台，与其他国家的联系日渐密切，贸易、旅游等往来众多。但与此同时，流行病由此传入我国的机会与渠道也日益增多。

海上丝绸之路，不仅给广东带来了经济繁荣，而且也是文明之间的"对话"之路。广东是佛教、天主教等宗教人员来华的初地，如广州的石

---

① Duffy, M R, T. H. Chen, W. T. Hancock, et al. Zika virus outbreak on Yap Island, Federated States of Micronesia. In New England Journal of Medicine, 2009, 360 (24): 2536.

室圣心大教堂便是海上文明的产物。文明是双向的，广东也是出国移民人数最多的省份，3 000多万海外侨胞中就有三分之二为广东籍。广东侨胞分居在世界各地，绝大部分侨胞分布于亚洲，部分侨民分布于美洲，欧洲、大洋洲、非洲也有不少侨民。由侨胞分布区可以看出，有不少侨胞生活在寨卡病毒病流行区，而每年大量侨胞会回国祭祖、探访亲友。因此，在全国范围内，广东地区寨卡疫情传入和传播的风险极高。2016年的寨卡疫情中，广东省共有15例输入性病例报道①，其中，全国口岸首例、中国大陆第二例输入性病例，正是在广东②。

广东省除了具备寨卡病毒输入的高风险性，还具备将寨卡病毒传播开来的良好条件。寨卡病毒的两种主要传播媒介——埃及伊蚊、白纹伊蚊，广东地区可是都有的，并且广东气候湿热，这两种蚊子数量还很多。一旦伊蚊叮咬输入的寨卡病毒感染者，再将寨卡病毒传播给本土人群，就很可能造成寨卡病毒在国内的流行。

故而，朋友们应加强防范意识，保护好自己，广东人民尤甚。有流行区旅行史且有发热者应主动去往医院或有关部门进行检测，避免寨卡病毒的输入性传播。

预防寨卡"三部曲"

寨卡的主要治疗措施为一般治疗及对症治疗。一般治疗包括休息、防蚊隔离；对症治疗包括退热（以物理降温为主）、补液、镇静止痛等。目前尚缺乏特异性治疗措施，因此，控制寨卡的重任还在于预防。

防控传染病通常有"三部曲"，即控制传染源、切断传播途径、保护易感人群。

对于寨卡病毒，人群普遍易感，但目前尚无有效疫苗。因此，有效防控寨卡病毒病，需得从其他途径着手。

因寨卡病毒病患者、隐性感染者皆具有传染性，故急性期患者或经检测确认的无症状感染者，应进行防蚊隔离。此外，感染寨卡病毒的非人灵

---

① 数据来源：广东省卫生健康委员会网站。

② 郑夔、袁帅、梁洁怡等：《我国口岸首例输入性寨卡病毒感染病例的实验室检测》，载《中国国境卫生检疫杂志》，2016年第2期，第77—82页。

长类动物也具备将寨卡病毒传给人类的可能性，因此，积极防治、管控动物性疾病，既能促进动物健康，也能促进人类自身健康。

寨卡病毒作为蚊媒病毒中的一员，主要以伊蚊叮咬方式传播，但特殊的是，寨卡病毒还可通过性传播、母婴传播、血源性传播等方式在人与人之间传播。

为了切断寨卡病毒传播的途径，首先，防蚊灭蚊格外重要。喷洒驱蚊液是一个防蚊灭蚊的有效方法，但不环保且蚊虫易产生耐药。应更注重个人的环保防护，如挂蚊帐、穿长袖长裤等。伊蚊喜爱在有水的盆罐进行生长繁殖，故而翻盆倒罐、减少积水是控制蚊虫滋生、防控蚊媒病的重要措施。其次，寨卡病毒感染者 4 周内须避免献血，2 ～ 3 个月内如发生性行为应做好保护措施，以免将病毒传给他人[①]。孕妇感染寨卡病毒后可能造成胎儿小头畸形，后果严重，因此，怀孕的妈妈们及计划怀孕的女性，为了自己孩子的健康应谨慎前往寨卡病毒流行地区和国家。如果怀疑自己感染了寨卡病毒，若曾去往寨卡病毒流行区或之后出现发热等症状，一定要及时就医并主动报告旅行史，避免小头畸形患儿的发生。

控制寨卡，还在路上

2016 年后，随着奥运会的结束，寨卡病毒在国人中的热度逐渐降低，但寨卡病毒在世界范围内的影响却并未减少。迄今，共有 86 个国家和地区报告经蚊传播寨卡病毒的证据[②]，其中，美洲地区疫情最为严重。泛美洲地区截至 2017 年 11 月 30 日，累计报告 58 万余例疑似病例，确诊 22 万余例，确诊寨卡先天综合征近 4 000 例[③]，寨卡病毒感染率依旧很高。

如今的世界，全球化进程迅速，国与国之间、地区与地区之间的交流只多不少，七大洲、四大洋不再是各成孤单之所。十万八千里外的一个小

---

① 詹思明：《寨卡病毒病与口岸疫情防控》，中国质检出版社、中国标准出版社 2017 年版。

② 来源：世界卫生组织网站（http://www.who.int/news-room/fact-sheets/detail/zika-virus）。

③ 国家质量监督检验检疫总局卫生检疫监管司：《寨卡病毒病疫情》（http://wsjyjgs.aqsiq.cn/ywzl/jycy/yqxx/201712/t20171229_510333.htm）。

小病原体，也可能在不经意间就悄然来到你的身边。同样，我们周围的病原体，也可能某天就跋山涉水，伤害了千里之外的人或动物。

如今，寨卡疫苗及治疗的相关研究还在进展中，但为了更好地控制寨卡病毒病，促进全球人类的健康，我们要做的、能做的有很多。有效控制寨卡病毒病还在路上，可若我们每个人积极防护，目的地应该可以尽早到达。

奥运前夕的恐慌

——基孔肯雅热

奥运前夕的基孔肯雅

沈复那份"夏蚊成雷，私拟作群鹤舞于空中"的闲情逸致固然令人神往，但人与蚊的关系更多的是处于剑拔弩张的火焰中。它不仅"嗡嗡嗡"地恼人，也会偷偷吸血，更讨厌的是还会传播很多疾病，它的肠腔为病原体们提供了一个极佳的栖身之所，而基孔肯雅热就是蚊媒疾病中的一种。

被誉为"印度洋中的一滴泪"的斯里兰卡——马克·吐温曾这样描述——除了没有雪，它什么都有了。物饶丰富、雨露充沛、温度适宜的斯里兰卡，是蚊子繁衍的天堂，用"夏蚊成雷"来形容也不为过。这个拥有海滩、古城、被佛法浸润的国度，每年都有着无数虔诚的、向往真善美的灵魂来朝拜，无论是旅游还是劳务归国的你，一定不能错过它那远近闻名的宝石、红茶作为归国的伴手礼，但一不小心，那热带蚊媒病毒也会悄悄潜入你的身体，想给你一个"小惊喜"，作为斯里兰卡特别的印记。

2008 年 3 月 4 日，在祖国的"南大门"——广州，就有这样的一名归国旅客带着斯里兰卡的"馈赠"——基孔肯雅热病毒归国了。归国前夕，他有点发热，全身关节疼痛，但他并不重视。在喜悦的包裹下，他并没有就诊，只口服了抗生素，却不知自己已经感染了一种非中国本土的蚊媒病毒。他乘坐着一架斯里兰卡的航班到了广州，广州机场出入境检验检疫局运用红外体温监测、医学巡查等手段发现了这位不同寻常的旅客在发热。他的发热在检验人员眼里可不是小事，在这里他被拦了下来，并被带入留验室做进一步排查。与此同时，高度警惕的检疫局立刻与边检、海关和航空等部门进行沟通和协调，立即配合开展了对同一航班的出入境人员的传染病监测工作，并对患者所乘飞机进行灭蚊处理。

　　您或许会认为，发热在平时生活中并不是什么严重的事情，为什么此时却要如此紧张？其实一切都有迹可循。该旅客来自蚊媒疾病高发地区——斯里兰卡，经检疫人员仔细询问病史发现，他在发病前12天内曾被蚊虫叮咬过，并且在2天之前开始发热，全身关节疼痛。为了排除蚊媒疾病，卫生检疫人员使用检测试剂对其进行了快速检测，检测结果提示他极可能为登革热患者。考虑到同行19人均来自蚊媒疾病流行区——斯里兰卡，且都在建筑工地工作，很有可能也感染了登革热病毒。检疫人员立即在现场对他们进行了快速检测[①]。结果发现另有6人极有可能高度提示为登革热感染者。

　　时值2008年北京奥运会前夕，登革热作为国境检验检疫疾病，引起了卫生主管部门的高度关注，若控制不力，会影响奥运会的举办。为了防止其进一步播散，广州机场检验检疫局立即将这7人转送至广州市第八人民医院进行进一步排查、诊疗。经过一步步排查，最终检查出该患者并非感染了登革病毒，而是感染了基孔肯雅病毒。这也是中国首次发现的输入性基孔肯雅热。医院立即将该患者收入院治疗，而其余6人并非感染基孔肯雅热，而是登革热既往感染者。因为防控措施得当，基孔肯雅热并没有引起大的流行[②]。

弯腰病毒

　　基孔肯雅病毒，尽管它的名字拗口又陌生，但我们对它的兄弟——登革病毒却并不陌生。它俩的传播媒介相同，流行区域基本一致，临床表征也十分相似，故在海关口岸检测时，基孔肯雅热常常会被误认为是更加多发的登革热。基孔肯雅病毒在人体内暗自潜伏3～7天，熟悉了新环境，便开始了第一波来势汹汹的攻击。一阵寒战之后，患者的体温开始上升，甚至可达39℃，发热时长因人而异，大多为1～7天不等。待退热3天

① 林苗、李华、黄吉城等：《广东检验检疫局发现中国内地首例输入性基孔肯雅热病例》，载《中国国境卫生检疫杂志》，2008年第31卷第4期，第221—223页。
② 林苗、李华、戴俊等：《口岸查验、实验室检测、快速联控三位一体构筑口岸防疫铜墙铁壁——广东口岸成功处置3起输入性基孔肯雅热疫情》，载《中国国境卫生检疫杂志》，2009年第5期，第293—296页。

后，发热又重整旗鼓，再次归来，但第二次攻击远比第一次温和，发热温度也稍低。发病后 2～5 天内，患者躯干、四肢、手掌和足底会起一些伴有瘙痒感的小红疹，数天后消退，一般不留疤痕或色素沉着（如图 16-1 所示）。最具特征性的临床表现要数关节疼痛了，患者全身多个关节和脊椎出现剧烈疼痛①，常因脊椎剧痛而屈身。基孔肯雅热可不会耐着性子慢慢与我们耗着，这个急切的病毒一旦发起攻势，病情发展便会十分迅速，数分钟或数小时内关节功能丧失，难以活动。病人只能曲着身，弯着腰，臣服于基孔肯雅热的力量之下。或许在它们眼里，小关节更易攻破，为了加快攻城略地的速度，小关节最先受到攻击②。基孔肯雅热的名字也是由此而来：病人由于关节疼痛而被迫采用弯曲的姿势来缓解疼痛，而在当地土语斯瓦希里语里，基孔肯雅的意思就是"弯曲的"。虽说基孔肯雅热很少危及生命，但它的恢复期长达数周、数月，甚至数年，给病人带来极大痛苦③。

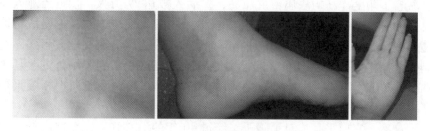

图 16-1　基孔肯亚热患者皮疹

与它的兄弟登革热相比，基孔肯雅热起病更急，发热期更短，出现的斑丘疹多，关节剧烈疼痛的持续时间较长，且它的传播能力更强。但它的

---

① Luksic，B，N. Pandak，E. Drazicmaras，et al. First case of imported chikungunya infection in Croatia，2016. In International Medical Case Reports Journal，2017，10：117.

② 李其平、郅琦：《中国虫媒病毒病的发现、临床表现与流行概况》，载《中华实验和临床病毒学杂志》，1994 年第 3 期，第 287—290 页。

③ 邵惠训：《基孔肯雅病毒与基孔肯雅热》，载《临床医学工程》，2011 年第 5 卷第 4 期，第 626—628 页。

出血倾向远不及登革热严重，发生休克的病例也更少①。

传染病舞台上的老戏骨

这种起源于非洲的病毒在传染病的舞台上也算是一个老戏骨了吧。1952 年，基孔肯雅热首次在非洲坦桑尼亚南部尼瓦拉暴发。1953 年，人们从人体中分离到基孔肯雅病毒，同时也从伊蚊中分离到该病毒。1965 年，它再度肆意猖狂，印度马德拉斯有 30 万人感染基孔肯雅热。

自此，它销声匿迹了好多年，似乎是在暗自谋划着一场大行动，与此同时，它也在不断壮大自己军队的力量。复制、转录、翻译，它在细胞内忙活不停；潜伏、尝试、改变，它在大自然的压力下谋得生存。它似乎也明白达尔文"物竞天择，适者生存"的道理，一次次复制中无意的错配，在试错中成长，慢慢地它对白纹伊蚊越来越敏感，愈加依恋。2005 年，它席卷了印度洋岛屿法属留尼汪岛，发病人数达 27 万人，接近当地人口总数的 40%。它继续向着周边，向着更广阔的天地迈进，于是疫情迅速蔓延到印度和斯里兰卡，8 个月内病例达到 139 万例，有些地区患病率达到 45%。它并没有得到很好的控制，2006 年疫区扩展到中国香港、马来西亚，2007 年传入中国台湾。在那彼岸的欧洲、美洲和澳洲也相继报道了输入性病例②。

这次，它似乎是找对了路子，经过 40 年的潜心修造，在这次行动中一举成名，吸引了世界的目光。2007 年 1 月，世界卫生组织以 "Chikungunya Fever, a re-emerging disease in Asia"③ 为名呼吁全球对该病予以关注。2010 年 9 月，我国东莞万江首次暴发基孔肯雅热，据统计发现 204 例病例，这也是我国首例基孔肯雅热输入性社区性聚集流行。在我国政府、卫生检疫人员以及临床医务人员的共同努力之下，此次的疫情得到了

---

① 熊劲光、黄振宇、陈平华等：《一起登革热和一起基孔肯雅热暴发疫情的对比分析》，载《中华疾病控制杂志》，2012 年第 16 卷第 4 期，第 328—331 页。

② 张彦、刘起勇：《我国基孔肯雅热的流行状况》，载《中国媒介生物学及控制杂志》，2011 年第 22 卷第 3 期，第 289—292 页。

③ 基孔肯亚热，一种复现于亚洲的疾病。

很好的控制，并无死亡病例①。

2014 年，在世界的目光都被肆虐西非的"白色恐怖"——埃博拉吸引的同时，加勒比海地区悄然被另一种病毒偷袭，那就是基孔肯雅病毒。在此次暴发中，截至 2014 年 9 月，基孔肯雅热已蔓延至 33 个国家和地区，疑似病例高达 65.13 万例，其中，113 例患者不幸死亡②。

其实基孔肯雅热并非是一种神出鬼没的疾病，它的暴发或流行与消失呈周期性，流行间隔期通常为 7 ～ 8 年，也可更长。由于在流行过程中，基孔肯雅病毒会不断改变自己的遗传物质，这也使它的流行周期更加难以估计③（如图 16－2 所示）。

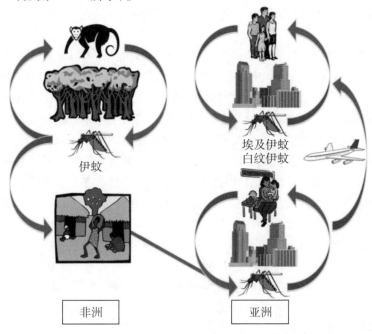

图 16－2　非洲、亚洲基孔肯雅热传播途径

　　①　林炳亮、谢冬英、翟洁卿等：《东莞基孔肯雅热确诊病例的调查分析》，载《中山大学学报（医学科学版）》，2011 年第 32 卷第 2 期，第 208—212 页。
　　②　盛子洋、高娜、安静：《基孔肯雅病毒，不容小觑——肆虐美洲的"登革病毒"》，载《首都医科大学学报》，2015 年第 36 卷第 1 期，第 8—11 页。
　　③　高健荣、刘戟环、刘世忠：《广东地区基孔肯雅热及其传播媒介分析》，载《中华卫生杀虫药械》，2015 年第 6 期，第 636—638 页。

如影随形的白纹伊蚊

看到这里，您可能已经发现基孔肯雅病毒的一些小秘密了，它是那么喜欢恢弘的场面，一旦拉开序幕，登上舞台，它会尽可能舒展自己的筋骨，大显身手，感染尽可能多的人，无论年龄、性别、职业和种族。在这个过程中与它如影随形的便是蚊子了[1]。在非洲，受感染的灵长类和其他野生动物是主要传染源，病毒跟随着蚊子在丛林中踏着鼓点跳跃、舞蹈，长期在易感动物与蚊子之间循环存在，雨季尤甚，旱季时稍加收敛。在亚洲，病人和隐性感染者为主要传染源，病毒主要以人—蚊—人的方式循环。

伊蚊在基孔肯雅病毒的传播中承担着关键角色，但基孔肯亚病毒并非生来就对伊蚊如此依恋与敏感，病毒这个高速繁殖的小东西，也不是一成不变的。的确，孤立状态的病毒是中性的，是没有生命的。但这一点点核酸，在感染了人类之后，便马上有了生命，忙活个不停。它和你的细胞做着斗争，病毒在人类免疫系统的攻击与营养物质的争夺的双重压力下，一不留神难免会发生些错误，这些错误并不完全是毁灭性的，错误往往会给人类带来一些麻烦，也会给病毒带来一些新的机遇。在一点点累积的突变和一次又一次的自然选择的高压下，它们找寻到了最适合自己生存的方式——把自己和伊蚊捆绑在一起。2009年，科学家们检测到一些病毒的E2蛋白突变成了L210Q蛋白，改造后的基孔肯雅病毒进一步增强了对白纹伊蚊的感染性[2]。如果你见过白纹伊蚊一面，那你一定会记住它的样子的，纤长而秀美，身披银白色斑纹（如图16-3所示），它的生存环境也与人类息息相关，它钟爱在居民点及周围容器，如人们用来储水的水缸和竹筒等植物里滋生[3]。

---

① Konstantin A. Tsetsarkin, Rubing Chen: Chikungunya virus: evolution and genetic determinants of emergence. In Curr Opin Virol, 2011, 1（4）: 310—317.

② Weaver S C, J. E. Osorio, J. A. Livengood, et al: Chikungunya virus and prospects for a vaccine. In Expert Review of Vaccines, 2012, 11（9）: 1087—1101.

③ 邵惠训：《基孔肯雅病毒与基孔肯雅热》，载《临床医学工程》，2011年第5卷第4期，第626—628页。

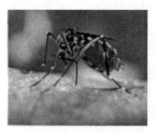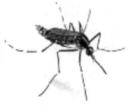

图 16 – 3　白纹伊蚊①

　　蚊子"叮"的一下吸血的同时，也顺便帮助病毒传播到更多人的体内。当蚊子产下后代，病毒们也可以继续生活在蚊子的幼崽里，等待它们长大成具有吸血能力的蚊子，似乎是这些病毒为了回报蚊子的恩情，它们一般不会引起蚊子发病。

　　蚊子的消长与温度、湿度、雨量息息相关，寒冷的冬季对喜热拒寒的蚊子来说是一个考验，"越冬"成了它们为了适应冬季气候变化的一种生理现象。处于"越冬"时的雌蚊并不吸血，不动不食，新陈代谢降到最低。来年春季，蚊始复苏，继而吸血产卵。而在一些热带地区，全年平均温度都在10℃以上，蚊虫没有"越冬"现象，这也完全拟合了基孔肯雅热的分布特点——在温暖的热带和亚热带，全年都有病例发生，而在四季分明之所，夏秋季高发。

　　嗜血的蚊子才不会在意它的食物中有没有病毒的存在呢，一不留神，吸到了人类或者动物的带有基孔肯雅病毒的血液，基孔肯雅病毒就急迫地开始在蚊子的肠胃里繁殖壮大，再悄悄转移到它的唾液腺，随着下一次的吸血，被蚊嘴注入下一个被选中的人的身体里。

独门武器

　　您可能会想，这种小小的病毒又是带着什么样的武器，进入了我们层层设防的身体里的？为什么仅仅是被蚊子叮咬了一下我们就会发热、皮

_____

　　① 涂增：《虫媒登革病毒（Mosquito-borne dengue viruses）基因组进化与分子诊断的研究》（学位论文），西南大学，2009 年。

疹、关节疼痛呢？

　　基孔肯雅病毒属于披膜病毒科，病毒颗粒呈球形，有包膜。它的基因组能够编码 4 种非结构蛋白，分别为 NS1、NS2、NS3 和 NS4，并且能够编码 5 种结构蛋白，分别为衣壳蛋白 C、包膜蛋白 E3、E2、6K 和 E1 蛋白（如图 16－4 所示）。

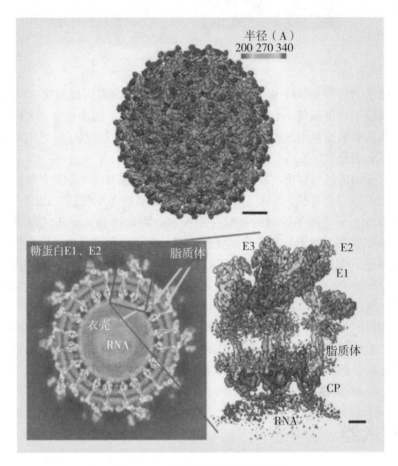

图 16－4　病毒粒子的低温重建①

　　① Weaver, S C, J. E. Osorio, J. A. Livengood, et al. Chikungunya virus and prospects for a vaccine. In Expert Review of Vaccines, 2012, 11（9）：1087—1101.

基孔肯雅病毒的致病机制至今还不清楚，有学者认为基孔肯雅病毒偷偷得到了通往巨噬细胞、上皮细胞、内皮细胞、成纤维细胞、室管壁膜细胞等细胞的钥匙——E1、E2蛋白，并把它们安装在自己的包膜上作为一个小触角，E1、E2蛋白与人类细胞上的受体结合，单纯的细胞还以为它们是自己需要的营养物质呢，赶紧呼唤网格蛋白欢欣鼓舞地把它们内吞进来，基孔肯雅病毒进入了细胞，才显示出自己"狼外婆"的本性，复制繁殖，导致细胞的坏死与凋亡。另一些学者认为，在病毒进入人体2～6天后，血清中一些细胞因子浓度增高，如CXCL-10，会趋化细胞免疫中的TH1细胞，而在恢复期CXCL-10则会下降，因此，病情的进展可能与其高浓度有关[①]。

目前，没有治疗基孔肯雅热的特效药，但值得庆幸的是，其病死率并不高，约为0.4%[②]。发热是机体为了抵御不耐热的基孔肯雅病毒侵袭的一种反抗，但体温过高对于人体脆弱的神经来说也是一种伤害，而物理降温为此时的首选。发热期的患者也应卧床休息，不宜过于操劳，这样才有利于自己的免疫系统完成这场对外来侵入者的反击战。关节疼痛严重的患者可以使用镇痛药等。关节活动障碍者也可进行康复治疗。

也正是因为基孔肯雅热并没有特异性治疗方法，现亦暂无特异的疫苗用于预防疾病，故保护被感染的病人，防止他再次被蚊子叮咬，从而使病人不再进入传播循环之中是有效的防御手段之一。防蚊、灭蚊，从而阻断基孔肯雅病毒的传播途径也是重要的预防疾病传播的手段。白纹伊蚊喜爱在积水瓦罐等容器内繁殖，简单也有效的方法就是处理掉无用的积水容器。外出时注意防护，避免被蚊虫叮咬。

全球化拉近了人与人之间的距离，散落在地球这颗蓝色星球上的七大洲四大洋又重新聚合为一个整体。蚊虫媒介生物也搭乘着全球化的春风周游世界，它们携带着零星的病原体，将国与国、洲与洲捆绑在一起[③]。我

---

① 邵惠训：《基孔肯雅病毒与基孔肯雅热》，载《临床医学工程》，2011年第5卷第4期，第626—628页。

② 邵惠训：《基孔肯雅病毒与基孔肯雅热》，载《临床医学工程》，2011年第5卷第4期，第626—628页。

③ 王晓中、于畅、臧宇婷等：《气候变化对蚊媒病毒性疾病流行病学影响研究现状》，载《中国媒介生物学及控制杂志》，2011年第22卷第4期，第400—403页。

们在享受全球化带来的经济效益与便捷的同时，也受到了传染病的威胁。建立防患于未然的意识，促进国与国联手合作，将疫情扼杀在萌芽状态，已成为新时代的我们必须承担的责任与义务。

埃博拉河畔的恶魔

——埃博拉病毒

致命病毒肆虐人间

2014 年 2 月，一种可怕的烈性传染病在几内亚东南部马桑达省暴发，并迅速在西非肆虐，继而在全球拉响警报。这种可怕的传染病以起病急为特点，并有发烧、呕吐等全身中毒症状。其病情发展急剧，可造成多个脏器从轻微损伤发展到广泛出血，甚至会导致患者死亡。2014 年 3 月，在人们的密切关注中，世界卫生组织正式揭开了恶魔的神秘面纱，证实引起疫情的病毒为埃博拉病毒。同月，法国里昂巴斯德研究院证实该埃博拉病毒为扎伊尔型埃博拉病毒，初步报告表明此为埃博拉病毒的新毒株。截至 2014 年 7 月 30 日，几内亚、利比里亚与塞拉利昂三国已报告 1 323 个确诊或者疑似病例，其中，729 人死亡。① 这种可怕的传染病只能进行对症治疗的现状进一步加剧了人们的恐慌。

正如图 17 - 1 所示，埃博拉出血热来势汹汹。仅仅在短短的 150 天之内，每日的发病数和死亡数急剧上升。埃博拉病毒以这样迅猛的方式进入了公众的视野，也通过这样残忍的途径，让我们重新走近、再次认识了这可怕的病毒。这次疫情之后，随着医疗科技的进步和全世界突发疾病防控能力的提高，在各界人士的共同努力之下，埃博拉病毒总是一冒头，就被打压在了萌芽之中。2016 年 3 月 29 日，在埃博拉问题突发事件委员会第九次会议后举行的媒体通报会上，世界卫生组织总干事陈冯富珍博士宣布，西非的埃博拉局势已不同于 2014 年，不再构成国际关注的突发公共卫生事件。

---

① 来源：人民日报微信客户端（http：//www. tianxiang17. cn/wz/reuarh. html）。

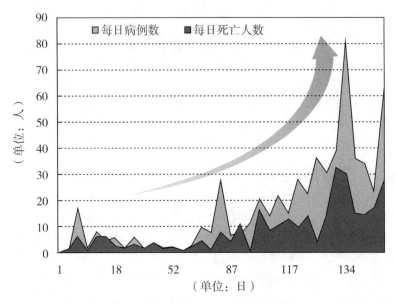

图 17－1　2014 年 3—8 月埃博拉出血热每日发病数和死亡数变化趋势①

埃博拉病毒的历史

埃博拉病毒也称埃博拉出血热病毒，因被发现于非洲刚果共和国（原称扎伊尔）的埃博拉河地区而得名。1976 年 9 月 1 日，扎伊尔北部埃博拉河流域出现了这样一位病人②，他早期的症状就和普通的感冒一样，如发热乏力、肌肉酸痛等，当地的医务人员根据经验将其诊断为疟疾，并给予这位患者氯喹注射治疗。但奇怪的是，不仅这位患者的病情没有明显的好转，他身边的亲人，为其治疗的医生、护士，甚至是和他在同一家医院就诊的部分患者也出现了同样的症状。经过调查，人们才发现这是一种全新的传染性疾病，并以埃博拉河为其命名。

---

① Zhang, Lei, Hao Wang. Forty years of the war against Ebola. In Journal of Zhe-jiang University-Science B（Biomedicine & Biotechnology），2014，15（09）：761—765.

② 许黎黎、张连峰：《埃博拉出血热及埃博拉病毒的研究进展》，载《中国比较医学杂志》，2011 年第 21 卷第 1 期，第 70—74 页。

目前，确认的埃博拉病毒的大家庭内共有5个成员，分别为扎伊尔型（ZEBOV）、苏丹型（SEBOV）、塔伊森林型（TFEBOV）、本迪布焦型（BEBOV）和莱斯顿型（REBOV）[①]。它们以首次被发现的地点命名，其病死率和所致疾病的病程进展均有所不同。其中，扎伊尔型对人类的致病力最强，其他型别的病毒战斗力就没有那么强了，尤其是莱斯顿型，虽然可以感染人体，但是尚未出现死亡病例。病毒的突变速度每年约为 7×10^{-4} 个位点，和流感病毒的每年 6.35×10^{-3} 个位点相比并不算快。但狡猾的埃博拉病毒似乎也懂得"不积跬步，无以至千里"的道理，突变速度慢，就依靠漫长的时间来准备。自1976年扎伊尔型埃博拉病毒被首次发现，40年间，病毒积累了大量的突变。目前发现的埃博拉病毒都是由1976年的病毒株突变而来。

1976年，埃博拉出血热首次在非洲苏丹、扎伊尔同时出现暴发流行。其中，扎伊尔发病318例、死亡280例，苏丹发病284例、死亡151例，其病死率分别为88%和53%。这是埃博拉病毒侵略人类世界的前两场战役。1979年，在苏丹发生该病的第三次流行，最终造成33人患病，22人死亡，病死率高达67%。此后十多年，埃博拉出血热逐渐淡出了人们的视野，未出现大规模流行。直至1995年扎伊尔地区暴发了第四次大规模流行，埃博拉出血热又重新引起广泛关注。此次暴发发病315例、死亡245例，病死率为77%。在随后的两年时间里，相继在刚果、加蓬、南非等地发生数次大规模的流行，导致约412人死亡。从2000—2014年，埃博拉病毒在苏丹、乌干达、刚果、几内亚、利比里亚、尼日利亚和塞拉利昂等国家和地区先后出现暴发流行18次，总患病人数约7 697人，死亡人数约3 793人，平均病死率为49.28%（见表17-1）[②]。

表17-1　埃博拉出血热流行史

暴发地	年份	患病数/人	死亡数/人	病死率
苏丹	1976	284	151	53%

①　Bente, D, J. Gren, J. E. Strong, et al. Disease modeling for Ebola and Marburg viruses. In Disease Models & Mechanisms, 2009, 2（1-2）：12—17.

②　陈叶、王萍、刘芳炜等：《埃博拉出血热研究进展》，载《中国公共卫生》，2017年第33卷第1期，第170—172页。

（续上表）

暴发地	年份	患病数/人	死亡数/人	病死率
扎伊尔	1976	318	280	88%
苏丹	1979	33	22	67%
扎伊尔地区	1995	315	245	77%
刚果、加蓬、南非等	1995—1997	未统计	412	未统计
苏丹、乌干达、刚果、几内亚、利比里亚、尼日利亚和塞拉利昂等	2000—2014	约 7 697	约 3 793	49.28%

　　埃博拉病毒并没有停止其传染的脚步。2018 年 4 月，刚果（金）卫生部确认，该国再次出现埃博拉出血热疫情。这是刚果（金）自 1976 年首次发现埃博拉病毒以来的第九次疫情。截至 8 月 8 日，已经有 44 例可疑病例，其中的 17 例得到确诊。在这次疫情中，刚果民主共和国在疫情早期应对方面展现了强大的领导力。从可疑病例和确诊病例的隔离、治疗到高危人群的疫苗接种，经过多次疫情的锤炼，面对突发状况，各界都已具备及时应对的能力。

招来噩运的“如意”

　　埃博拉病毒属丝状病毒科，为单股负链、不分节段、有包膜的 RNA 病毒。它的核酸结构看起来非常简单，就像一条被拆开且只剩下了一半的麻花，而负链则是指它必须先把麻花的另一半——正链 RNA 合成出来，才能进一步转录出蛋白质供病毒自身的合成所用。在电子显微镜下，埃博拉病毒一般呈现线形结构，也可能出现“U”字形、“6”字形、缠绕状、环状或分枝状等多种形态[①]。它的典型形象正如图 17 - 2 所示，像一枚“如意”，但是却不能带来吉祥和好运，反而带来了疾病的噩耗。

---

　　① Sanchez，A，P. E. Rollin. Complete genome sequence of an Ebola virus（Sudan species）responsible for a 2000 outbreak of human disease in Uganda. In Virus Research，2005，113（1）：16—25.

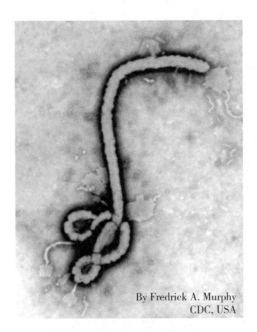

By Fredrick A. Murphy
CDC, USA

图 17 - 2　电镜下的埃博拉病毒

　　埃博拉病毒的基因组，也就是它指导自身复制的物质本身十分精致，只有 19kb，却是病毒复制和肆虐的最重要的总司令。在它的指挥下，病毒掠夺宿主细胞的原料来扩大自己的军队。它指导合成了 7 个结构蛋白（GP）和 2 个非结构蛋白（NP）。结构蛋白构成了病毒的“骨骼”和“肌肉”，非结构蛋白就像是病毒的“大脑”和催化反应进行的催化剂，含有重要的信号，以调节病毒的增殖步骤（如图 17 - 3 所示）。

　　只有司令官的指导当然不能打仗，在司令官的指导下，埃博拉病毒合成了几名得力的干将。成熟的埃博拉病毒由核衣壳和外面的包膜蛋白组成。核衣壳和包膜蛋白之间的区域称为基质空间，由病毒的两名大将 VP40 和 VP24 组成，它们在病毒的成熟和释放过程中起到了重要的作用。中间的核衣壳蛋白包括核蛋白、病毒蛋白 VP35 和 VP30，以及 RNA 依赖的 RNA 聚合酶以及病毒的总司令——核酸。其中 VP35 可谓是一名悍将，它有一项非常可怕的技能，就是能够拮抗人类的 I 型干扰素。I 型干扰素

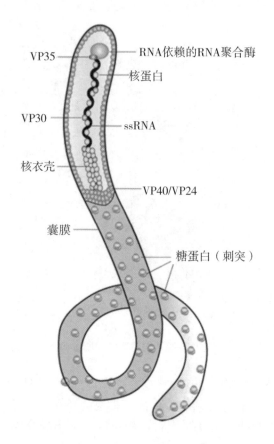

VP35 —— RNA依赖的RNA聚合酶

核蛋白

VP30 —— ssRNA

核衣壳

VP40/VP24

囊膜

糖蛋白（刺突）

图 17-3　埃博拉病毒的结构①

是一种在抗病毒、抗肿瘤、免疫调节领域发挥着关键作用的细胞因子②。它就像是传递烽火信号的士兵，启动了细胞内相关基因的转录来对病毒发起反攻。但是它的产生也是需要接受指令的。VP35 正是通过抑制其转录起始因子的磷酸化阻断了信号传导通路，使Ⅰ型干扰素合成受阻。在病毒的包膜上也有一名重要将领，是一种三聚体跨膜糖蛋白，与病毒的入侵和

---

①　程颖、刘军、李昱等：《埃博拉病毒病：病原学、致病机制、治疗与疫苗研究进展》，载《科学通报》，2014 年第 59 卷第 30 期，第 2889—2899 页。

②　Sullivan，N，Z. Y. Yang，G. J. Nabel. Ebola virus pathogenesis：implications for vaccines and therapies. In Journal of Virology，2003，77（18）：9733.

对细胞的毒性有关，它带领先锋部队，为病毒找到可以入侵的宿主细胞。

既然埃博拉病毒攻击力如此强大，它的防守能力如何呢？埃博拉病毒对热有中度抵抗力，在室温或 4℃ 下存放 1 个月后，感染性无明显变化，但在 60℃ 条件下 60 分钟可被杀死。还可以通过紫外线或 γ 射线照射、煮沸 5 分钟等方式灭活病毒。同时，该病毒还对次氯酸钠和消毒剂敏感，但冰冻或冷藏无法灭活病毒。也就是说，符合要求的消毒方式都是可以灭活病毒的。

翻翻埃博拉病毒的老底

这样可怕的病毒是从哪里来的呢？遗憾的是，该病毒在自然界确切的传播和循环方式尚不清楚，但对于埃博拉病毒病是一种自然疫源性疾病的观点得到了大部分科学家的支持[①]。根据现有的证据确立的假说认为，埃博拉病毒通过其自然宿主果蝠传给大猩猩等非人类灵长动物以及非洲热带雨林中的森林羚羊等野生动物，病毒在这些野生动物之间可形成循环。人类在接触、处理或者食用这些含有埃博拉病毒的动物后也可被感染，最终，病毒在人与人之间传播引起人群间的流行。

为了查明埃博拉病毒的自然宿主，科学家们付出了大量的心血。调查人员在埃博拉疫情暴发的当地捕捉了上千只不同的动物，最后在 29 只蝙蝠的多种细胞和器官内发现了该病毒，但蝙蝠没有出现任何疾病症状，因此，推测其为埃博拉病毒的自然宿主。

在埃博拉疫情首次暴发之时，我们不难看出该疾病传播的一个特点，那就是被传染的人基本上都是患者的家属或者是与其接触过的医务人员。最终得到证实，埃博拉出血热的主要传播途径为接触传播，接触病人和被感染的动物的血液、分泌物及其污染物都可以被传染。还有，医源性传染也是一个很重要的传播途径，共用不合格的医疗设施或者针头等器具等，都会导致病毒的传播（如图 17-4 所示）。

---

① Kühl, A, S. Pöhlmann. How Ebola virus counters the interferon system. In Zoonoses and Public Health, 2012, 59.

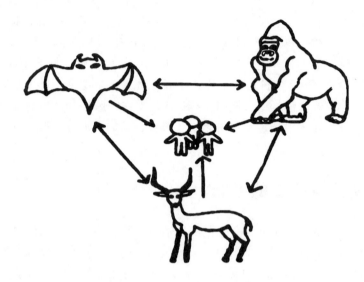

图 17 - 4　埃博拉病毒的可能流行过程

　　和其他传染力极强的病毒如 SARS 病毒相比，埃博拉病毒的特点是：尚未出现经呼吸道通过空气传播的病例。这就可以解释其传播速度略逊一筹的原因。已有研究显示，灵长类动物间埃博拉病毒是可以通过消化道传播的，此外，性接触也是潜在的可能传播埃博拉病毒的途径，因此，绝不可掉以轻心。

难止的出血

　　说到埃博拉出血热，读者脑海中可能会浮现出伤口流血的画面。实际上，埃博拉病毒引起的出血并不像外伤出血那样显眼，然而其危害程度却毫不逊色，因为这种出血并不是简单的包扎就可以止住的。埃博拉病毒的攻击对象主要是血管内皮细胞、肝脏细胞和巨噬细胞等，它能够同时抑制天然免疫和获得性免疫，并增加血管的通透性，引起以肝脏为代表的多个脏器的损伤[①]。

---

　　①　李鹏媛、刘佑琼、张定梅：《埃博拉病毒及埃博拉出血热研究进展》，载《中国预防医学杂志》，2015 年第 16 卷第 8 期，第 632—637 页。

天然免疫是人体第一道防线，虽然说特异性不强，不管好坏都拒之门外，但也因为这样的特性，阻挡了一大批不法分子。而获得性免疫是在多种免疫细胞的参与下，对某种特定的病原体产生的抵抗力，有了它，我们就能实现"精准打击"。可是埃博拉病毒怎么这么厉害，一下子就把机体的两道坚固防线都突破了呢？

埃博拉病毒侵入人体后，在之前介绍的膜蛋白大将的协助下，与靶细胞表面的受体结合进入靶细胞。首当其冲的是我们身体忠诚的卫士——众多的免疫细胞，如单核细胞、巨噬细胞以及树突状细胞等，这些细胞都是天然免疫的重要军事力量。然而，此时它们不仅不能够清除病毒，还被病毒的膜蛋白所欺骗，敞开宽广的胸怀接纳了病毒，慷慨地为其增殖提供了场所。病毒借助这些免疫细胞能够在全身游走的特权而四处传播，扩散至全身，并刺激这些细胞释放大量的细胞因子和趋化因子扩大炎症反应。

扩大了军事力量，病毒的野心进一步膨胀。它们想全面瓦解身体的防线，因此派出 VP24 和 VP35 两名大将抑制 I 型干扰素的产生和作用，使周围的细胞失去了庇护。在病毒入侵的阶段，我们的免疫系统的一名大将——树突状细胞已经"叛变"。它原本是识别外敌并把入侵者的显著特征保留下来的老师，将病毒抗原做成教学资料让其他免疫细胞认识敌人并开始反击，也就是树突状细胞的抗原提呈作用。可惜此时，树突状细胞已被"策反"。知识就是力量，没有接受过教育，我们的免疫细胞再强大也不认得敌人。同时，免疫细胞内还存在着死亡信号通路。正所谓"旧的不去，新的不来"，当细胞自觉英雄迟暮命不久矣之时，便会启动死亡信号通路诱导自身的凋亡，以便机体发展新生代力量。可恶的埃博拉病毒利用了这一机制，它们模拟死亡信号，激活了死亡信号通路，诱导大量的淋巴细胞凋亡。要知道，淋巴细胞是获得性免疫的精准核弹，是我们战胜病毒的法宝啊。淋巴细胞的凋亡使我们的获得性免疫也损失惨重，病毒的气焰更加嚣张了。

接下来，病毒发起了其最为凶猛的攻势。它们侵入血管内皮细胞，使血管的通透性增加，造成血液外渗。另外，病毒对肝脏也进行猛烈的攻击。肝脏是人体凝血因子合成器官，由于病毒引起的损伤使凝血因子和其他血浆蛋白的合成异常，因此，造成了明显的出血倾向。加上病毒引起的中毒发热症状，埃博拉出血热因此得名①。

　　这场战争发生在人体内，我们并不知道机体内有邪恶的埃博拉病毒横行霸道，直到我们感到不舒服，也就是出现了症状。埃博拉出血热的潜伏期为 2～21 天，即从埃博拉病毒入侵机体开始到引起症状之间需要 2～21 天的时间。同时它有一个显著的特点，就是起病突然，打得患者措手不及。患者一开始可出现高热、头痛、肌痛等症状，随后病情迅速进展，出现恶心、呕吐、腹痛、腹泻等症状，严重时可发生出血现象，表现为黏膜出血、呕血、黑便等。如果没有及时治疗，患者会出现明显消瘦、虚脱和感觉迟钝。发病后 7～16 天常因大量出血导致休克、多器官衰竭而死亡。

坐以待毙？

　　埃博拉出血热疫情凶险，发展迅速。面对这样的情况，难道我们只能够坐以待毙吗？目前尚未有针对埃博拉病毒引起的高致死性出血热的特效治疗方案和特异性的药物，但是只要采用合理严密的对症和支持疗法，就可能挽救患者的生命。具体措施包括保持水和电解质平衡，维持血氧浓度和血压稳定及治疗继发感染。因此，得了埃博拉出血热并不等于被宣判死刑。目前，各种血液制品、免疫疗法和药物疗法等可能的治疗办法也正处于评价之中。相关药物的开发和试验均在进行中，但是治愈的病例均不多。

　　疾病的预防永远是最重要的，虽然目前无通过审核的埃博拉病毒疫苗，但在 2016 年 12 月 23 日，一种实验性埃博拉病毒疫苗在几内亚的一项重大试验中显示了抵御埃博拉病毒的高度保护性。该疫苗称为重组水疱性口炎病毒载体疫苗（recombinant vesicular stomatitis viral vector-based vaccine，rVSV-ZEBOV）②，2015 年期间，世界卫生组织、几内亚卫生部和其他一些国际伙伴牵头在几内亚 11 841 人中进行了试验研究。试验中发现

---

　　① 刘赛、张永宏：《埃博拉病毒免疫学致病机制研究进展》，载《传染病信息》，2015 年第 28 卷第 1 期，第 55—59 页。

　　② 张杨玲、汪园、张革：《埃博拉病毒疫苗 rVSV-ZEBOV 的研究进展》，载《中国生物工程杂志》，2018 年第 38 卷第 1 期，第 51—56 页。

该种疫苗对预防埃博拉病毒非常有效。这次试验的结果使在疫情期间，医护人员可以对尚未获得许可的埃博拉病毒疫苗进行"救助使用"。虽然该疫苗尚未经过完整的监管程序并得到正式批准，但目前没有可行的替代方案，而且疫苗也已经有足够的安全性和有效性证据，因此，可以使用。而WHO也赞成对于埃博拉出血热高危人群进行疫苗接种。

当然，除了疫苗，其他的预防措施包括谨慎接触野生动物，发现可疑的患者立刻隔离，严格消毒患者接触过的物品及其分泌物、排泄物和血液等，患者尸体应立即火化，与患者亲密接触者应受到密切观察，与患者接触过的人员出现发热时应立刻入院隔离等。

把好国门，让埃博拉病毒无从下手

埃博拉出血热不仅带走了人们宝贵的生命，也给社会各个方面造成了沉重的打击。在埃博拉疫情肆虐期间，非洲民航禁飞，经济受到重创，再加上人力的损失、粮食的短缺、学校停课等让社会的各种活动一度陷入了停滞的状态。在这日新月异、高速发展的时代，停滞不前就意味着落后，所以疾病带来的后果，也许并不比战争小。

在全球化进程越来越快的现代社会里，地理条件再也不能成为限制疾病传播的屏障。飞机便利了人们的生活，让国家之间的距离不再遥远，也为疾病的传播打开了方便之门。也许是一只蚊子，也许是一个处于潜伏期的病人，都能让疾病搭上便车，来到一个更加肥沃的土壤开启疯狂的侵略。值得庆幸的是，我国尚未出现埃博拉出血热输入性的病例，这与我国缜密细致的边境防疫工作密不可分。广东素来被称作祖国的"南大门"，因此把好国家的大门，不让埃博拉病毒有可乘之机，广东在其中发挥了重要的作用：一方面，加强检疫，不放过任何一个可疑人员进入国境；另一方面，各级医院均展开了埃博拉出血热的防控、治疗和紧急应对的知识普及并进行相关考核，提升了医务人员对埃博拉出血热的认识和应对能力。和平胜利是我们所追求的，但面对强敌，我们亦有迎战的能力与勇气。

虽然对于埃博拉出血热我们认识的还十分有限，但是相信在未来，在全球科学家的共同合作和努力之下，我们终能战胜这恶魔般的病毒，还埃博拉河域宁静与祥和！

道高一尺　魔高一丈

——抗生素与超级细菌

2018年年初有新闻报道，来自长沙的一位少年感染"超级细菌"，在ICU抢救了十余天，花费了几十万元才度过危险，其间，肺部甚至被细菌"吃"出空洞。这一出现就在新闻标题中博人眼球的词汇——"超级细菌"究竟是什么呢？

人类抗击感染的卫士——抗生素

为了弄清楚这一疑问，我们先一起来了解一下"超级细菌"的由来——抗生素。

请看以下一些事实：我国称得上是抗生素使用大国，医院住院部和门诊部抗生素的使用率分别高达70%和20%，外科手术更是抗生素滥用的重灾区，几乎每台手术都少不了抗生素的亮相，而在很多发达国家，这一比例仅为30%和15%[1]。同时，普通民众还会依照自己的"经验"自行前往药店购买头孢克肟、红霉素等抗生素，抗生素几乎成了家家户户的家居常备药。

在畜牧养殖方面，广泛使用抗生素已是业内常态。我国每年抗生素原料的产量约为21万吨，其中46.1%用于动物养殖[2]；全球2013年养殖业抗生素消耗131 109吨，同样约占抗生素总产量的一半[3]。养殖者们常将

---

[1] Wang, Z, H. Zhang, J. Han, et al. Deadly sins of antibiotic abuse in China. In Infection Control & Hospital Epidemiology, 2017, 38（6）：758—759.

[2] 周明丽：《畜牧业中滥用抗生素的现状及应对措施》，载《畜禽业》，2013年第8期，第20—22页。

[3] Van, T B, E. E. Glennon, D. Chen, et al. Reducing antimicrobial use in food animals. In Science, 2017, 357（6358）：1350—1352.

抗生素混在饲料里。抗生素可以降低养殖动物胃肠道微生物总体密度，由此微生物消耗的营养少了，产生的具有潜在毒性的微生物代谢产物也随之减少，禽畜获得了更多的营养，加上体内的有毒代谢产物的减少，生长自然加快[1]；更重要的是，抗生素具有预防禽畜被细菌感染的功效，更是为动物的良好长势保驾护航。

　　说了这么多，究竟什么是抗生素呢？简单而言，微生物为了争夺生存资源和生存空间会分泌一种特殊的物质抑制其他类别微生物的生长繁殖，这种现象称为"抗生"，而这种特殊的物质就是我们的主角——抗生素。20世纪20年代，英国细菌学家弗莱明培养的葡萄球菌意外被青霉菌污染了，然而细心的他却发现，在青霉菌的四周出现了一圈透明条带，也就是说原本生长在这一区域的金黄色葡萄球菌神秘失踪了。好奇心满满的弗莱明将培养皿拿到显微镜下观察，证实了青霉菌周围的葡萄球菌已经死亡了，他由此推测这种青霉菌是具有杀菌作用的。这次意外的发现促使弗莱明对这种青霉菌进行深入的研究，最终证实了青霉菌具有杀菌能力，还将青霉菌分泌的极具杀菌能力的物质命名为"Penicillin"，即青霉素。这就是鼎鼎有名的青霉素的由来，抗生素自此登上历史舞台。此后，人们又从链霉菌中提取链霉素治疗结核杆菌感染，而后氯霉素、四环素、万古霉素、喹诺酮类等药物相继问世，帮助当时的人们制服了肆虐了千年的肺结核、炭疽等，使人们在与感染斗争的战役中不断取得胜利，抗生素也成了守护人类健康的卫士。

　　在抗生素还未问世的20世纪初，肺炎、结核病、肠炎是影响人类寿命的主要病种，而今天排在死因顺位前列的则是心脑血管疾病和肿瘤[2]。很多感染性疾病由于抗生素的存在，变得可防可治。抗生素在全球人类健康改善的过程中功不可没，这正是由于它们在与感染斗争的过程中各显神通的结果。例如，干扰细菌细胞壁的合成，这是青霉素这类 β-内酰胺类

---

　　① Cromwell，G L. Why and how antibiotics are used in swine production. In Animal Biotechnology，2002，13（1）：7—27.

　　② GBD Mortality Collaborators. Global，regional，and national under-5 mortality，adult mortality，age-specific mortality，and life expectancy，1970—2016：a systematic analysis for the Global Burden of Disease Study 2016. In Lancet，2017，390（10100）：1084—1150.

抗生素的独门秘籍。一些细菌的细胞膜上有青霉素结合蛋白（penicillin binding protein，PBP），它是参与细菌细胞壁肽聚糖合成过程的重要酶类，细胞壁的存在使细菌得以保持正常的形态和功能，而 PBP 同时又是 β-内酰胺类抗生素与细菌的特异性作用靶点（即药物与机体生物大分子的结合部位）。抗生素与 PBP 结合后，肽聚糖的合成就被抑制或中断了，难以合成具有正常功能的细胞壁，没了细胞壁的保护，细菌也命不久矣。不过这一过程仅能解释新分裂生长的细菌被杀死的机制，至于为何 β-内酰胺类抗生素也对已经生长好的细菌有杀伤作用，似乎至今的研究结论都不足以令人信服。多烯类抗生素则是通过影响细菌细胞膜通透性发挥作用，这类抗生素表面携带正电荷离子，可以与细胞膜上携带负电荷的离子结合，破坏细胞膜的完整性，在细胞膜上形成了一个个的微孔，增大细胞膜的通透性，细胞内的一些有用物质（氨基酸、核苷酸、离子）就从这一个个的微孔里流失了，致使细菌不能进行正常的代谢，最终死亡。蛋白质是生命活动的承担者，核酸（DNA、RNA）是遗传物质的储存者和传递者，二者都是微生物生长繁殖过程中不可或缺的成员。氨基糖苷类、四环素等抗生素就主要是通过与细菌的核糖体结合而影响蛋白质的合成；喹诺酮类、利福平等抗生素则是通过作用于 DNA、RNA 合成过程中的酶而干扰核酸复制。

细菌的反击战——如何反击人类严重依赖的抗生素

细菌难道会就此坐以待毙吗？正所谓兵来将挡，水来土掩。应用抗生素治疗的同时，因为药物剂量、用药时间以及机体的关系，没有被抗生素杀灭而存活下来的细菌产生了自己的武器——耐药基因，让抗生素束手无策。所谓"耐药"，顾名思义，就是指该细菌不能被某类抗菌药物抑制生长甚至杀灭。

神奇的"耐药基因"是如何化解危机的呢？图 18 - 1 生动地向我们展示了"耐药基因"的四大法宝：

法宝一——钝化酶。这种酶的技能就是破坏特定抗菌药物的化学结构。一些钝化酶的编码基因还可从耐药菌传递给普通细菌，从而扩大耐药菌的队伍。

法宝二——改变作用靶点。正如上文提及的青霉素结合蛋白在耐药基因的作用下，化学结构或者数量有所改变，使抗生素失去"内应"而无用武之地。

法宝三——严守入口。细菌的细胞壁和细胞膜是保护自身的屏障，例如，铜绿假单胞菌包膜通透性较差，抗生素难以进入其内部，故而这种细菌对多种抗生素固有耐药。

法宝四——主动外排。细菌感受内部抗生素威胁后，主动开启外排系统将药物"吐"出去，使药物浓度不足，难以完成灭菌大业。此外，当细菌进入休眠状态，抗生素也对它无可奈何。

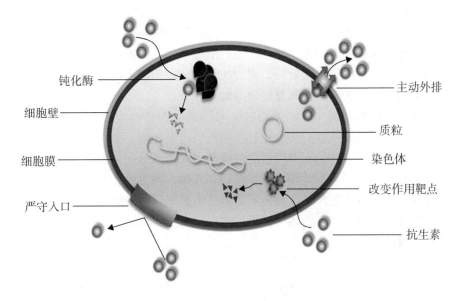

图 18 - 1　细菌耐药机制

有些细菌天生身强体健，拥有祖传秘密武器——"耐药基因"，使他们对某类抗生素的攻击毫不畏惧。另一些虽然没有天生神力，但其中极小部分被命运之神眷顾的细菌总是可以借助随机发生的基因突变而获得耐药性。再者，秘密武器"耐药基因"还会在细菌的小团队里转移交换，使更多的细菌拥有了抗药性基因。

斗争白热化——超级细菌的崛起

"抵御耐药性——今天不采取行动，明天就无药可用"是2011年世界卫生日的主题。时任世界卫生组织驻华代表蓝瑞明博士还提出了"后抗生素时代"的概念，即全球即将面临细菌广泛耐药，面对感染我们无药可用，一如抗生素未问世的时代。抗生素问世仅几十年，为何就从刚开始的"奇迹之药"到如今成为耐药菌的孵化器呢？

"优胜劣汰，适者生存"在细菌界也不例外。医疗行业抗生素的广泛运用导致大量敏感菌丧命，一小部分细菌天生具有耐药基因故而幸存下来，还有一部分细菌发生突变获得了耐药性，这些原本占比很少的耐药菌在条件适宜的情况下快速繁殖，成为优势群体，菌群不断强大起来。当它们再遇到同种抗生素，就具有很强的耐药性了。

同时，禽畜养殖业广泛使用抗生素导致动物体内也有大量抗生素残留，这些残留的抗生素一部分通过排泄污染土壤环境，另一部分通过食物链进入人体。不过我们人类通过这种被动方式摄入抗生素的量远远小于医疗上抗生素的使用量。此外，除了动物和人类，抗生素还在环境中刷了一波存在感，医院内的医疗废水中不乏大量抗生素，而遗憾的是，现如今的污水处理技术很难强有力地去除抗生素，造成了我国多处水域都存在抗生素污染的情况。

虽然后抗生素时代离我们貌似尚远，但抗生素耐药的严峻形势近在眼前，已经是我们难以回避的话题，这就回到了我们开篇提出的问题——"超级细菌"。

其实超级细菌并不是特指哪一种细菌，也不在于它的致病机制有多特殊、毒力有多强，而是对几乎所有抗生素都有强劲耐药能力的细菌的统称。前文我们已经提到为何细菌越来越多表现出耐药性，随着抗生素的不断更新换代，细菌的耐药性也越来越"高级"，再加上某些耐药基因可以在细菌间传播，尤其是多重耐药性叠加，最终出现了泛耐药菌，即"超级细菌"。这种细菌对大多数抗生素都表现出耐药性，导致抗生素的使用不能快速有效地终结感染进程，患病期被延长，患者更长时间受到病痛的影响，死亡风险也相应增加，与之而来的医疗成本不断上升。这对个人、医疗行业，甚至整个社会都产生了巨大影响。目前，广泛引起关注的有：

耐甲氧西林金黄色葡萄球菌（Methicillin-resistant Staphylococcus aureus，MRSA）、携带有 NDM-1（新德里金属-β-内酰胺酶-1）基因的大肠杆菌和肺炎克雷伯菌。

研制一种新的抗生素通常需要 10 年之久，实际上在过去 25 年里，仅有两种抗生素被开发出来并投入临床使用。而细菌耐药性的产生仅需 2～3 年。甲氧西林 1959 年开始用于治疗耐青霉素的金黄色葡萄球菌，仅 2 年后就有文献报道了对其耐药的细菌，也就是 1961 年在美国首次发现的"超级细菌"——耐甲氧西林金黄色葡萄球菌（MRSA）[1]，在这以后这一细菌广泛流行于世界各地。另外值得一提的是 NDM－1，它不同于以往的超级细菌，它是一种耐药基因，不仅可以通过繁殖稳定的遗传下来，并且能够在细菌之间传递，由耐药菌传给非耐药菌，使耐药菌数量大幅增加。

超级细菌常出现的地点之一是医院，医院里的患者大量使用抗生素，且多存在自身免疫力低下、正常菌群失调的情况，患者之间也易发生交叉感染，这些因素交织在一起，导致了"院内感染"，使超级细菌更易产生。微生物很容易在个体间传递，一个病人或一个环境中出现耐药的微生物，很快就会传给另一个病人。MRSA 就是全球医院中最流行的病原体之一，MRSA 感染与乙肝、艾滋病共同被称为世界三大最难解决的感染性疾病。超级细菌另一个常诞生的地点是养殖场，抗生素当作"保健品"被滥用使动物体内出现耐药菌，养殖密度大更是有利于耐药菌的传播。这些养殖场的超级细菌或多或少地通过食物链和直接接触流窜到了人类社会，最终让人类自食了滥用抗生素的恶果。

人类社会发展至今总是从不知到知之，从知之甚少到知之广博，面对超级细菌我们也在不断进步。应对超级细菌，除了进一步针对其耐药机制改进传统药物和研制新一代抗生素，研究者们还着眼于超级细菌疫苗的研制，试图打破"使用抗生素—细菌耐药—升级抗生素—超级细菌"这一恶性循环。

抗生素耐药形势可谓严峻，我们不能坐以待毙。随着全球化的进展和城镇化的扩张，不仅人与人之间的距离更近了，人与动物之间也有越来越

[1]　Ippolito, G, S. Leone, F. N. Lauria, et al. Methicillin-resistant Staphylococcus aureus: the superbug. In International Journal of Infectious Diseases Ijid Official Publication of the International Society for Infectious Diseases, 2010, 14, Suppl 4（10）: S7.

多的"亲密接触"。因此，应对"抗生素耐药与超级细菌"这一全球性挑战，需要各部门的共同协作，医疗卫生行业需要保护现有的抗生素资源，以遏制耐药菌进一步出现和扩散。同时，禽畜养殖、环境等部门也都有不可推卸的责任。再者，面对抗生素耐药与超级细菌，拒绝抗生素滥用，除了官方部门，我们每个人也都有自己的责任。

首先，我们要预防感染的发生。这是最根本的途径，没有感染就没有对抗生素的需求。这就需要我们做好日常所处环境的卫生工作，进出医院前后做好自身防护工作，戴口罩，勤洗手。同时也要加强体育锻炼，提高自身免疫力，不给细菌可乘之机。

其次，不要私自购买抗生素。身体不舒服应及时就医，养成规范用药的意识，在医生指导下按疗程使用，避免因错误地使用抗生素而增加体内耐药性细菌出现的概率。

再次，不要凭经验使用之前剩下的抗生素或与他人分享抗生素。即使病症相同，感染的细菌却可能各异。你的好心和节约可能正在为"抗生素滥用"添砖加瓦，到头来可能是省小钱、花大钱。

最后，值得一提的是，抗生素只对原核细胞型微生物有效，对病毒并不起作用。而很多感冒发烧都是病毒引起的，若一头疼脑热就求助于抗生素，不仅毫无用处，还会带来副作用，特别是会增加耐药菌出现的概率。

欧盟从 2008 年，将每年的 11 月 18 日定为抗生素宣传日，世界卫生组织也将每年 11 月的第三周确定为"世界提高抗生素认识周"，旨在通过各种宣传活动树立人们对抗生素的正确认知，从而主动减少不必要的抗生素使用。抗菌药物临床应用检测网广东省分网于 2006 年建立，另外，我国从 2011 年开始进行抗生素使用专项整治活动，广东省对此积极响应。截至 2017 年，住院病人抗菌药物使用率从 61.2% 降为 42.9%，门诊抗菌药物使用率也从 19.6% 下降到 13.4%。广东省出台文件限制门诊输液后，为了加强实施力度，还对不能门诊输液的 53 个病种进行了详细规定。同时，倡导各医院通过加强医疗卫生、减少加床等措施减少耐药细菌的传播，避免院内感染的发生。

抗生素是我们的健康卫士，但抗生素同样也造就了不断强大的耐药菌。不过亲爱的读者们，我们也不能因噎废食，不滥用抗生素并不意味着抗生素是毒蛇猛兽，可别忘了它曾在我们人类健康史上的贡献。在我们确实是被细菌感染时，还是应该也必须正确使用抗生素，让它有其用武之地。经济和贸易的全球化加速了国与国、洲与洲之间的人口流动，如今抗生素耐药和超级细菌的危机也绝不会偏安于一隅，而是在全球卫生的舞台上不断绽放异彩。对此，我们应携起手来，正视它、剖析它、限制它、开发它，有效合理利用好"抗生素"这一把双刃剑。

国际通商对广东传染病的影响

——广东传染病

　　前联合国秘书长安南曾说："数千年来，是商人、入侵者和自然力量使疾病四处传播而改变了历史。"市场这只看不见的手操控着世界经济，与此同时，世界卫生格局也悄然被它改变。或许在那闭关锁国的清朝，我们并不用担心大西洋彼岸的疾病远道而来，但日益发达的交通使各地连为一体，国际通商更是让国与国之间的交流更加频繁，全球化的推进使世界上没有一处遗世而独立之所，我们不再是一个孤岛，任何国内的问题都有可能对世界产生巨大的影响。

　　广东作为中国的"南大门"，与世界各国联系紧密。一方面，广东人口密度大、气候环境适宜多种传播媒介生存，偏嗜野生动物的饮食习惯使广东成了许多疾病的发源地，例如，首发于广东的 SARS、流感等传染病都可能通过广东输出到全球各地。另一方面，日益增多的贸易、境外游也增大了传染病传入广东的风险。2015 年白云机场前 3 个季度的数据显示，机场检出的传染病同比增长了 287.7%[1]，然而这只是一个小小的缩影，可见输入性传染病已成为广东传染病中不可忽视的部分。

　　随着中国加入世界贸易组织，世界经济一体化的深入，越来越多的外籍商人来中国聚居，形成了一个又一个的聚集区，例如，北京的韩国人聚集区，上海的日本人聚集区，青岛的韩国人聚集区，以及素来被称为"巧克力城"的广州——非洲人聚集区[2]。

　　接下来，让我们一起来看看非洲商人，这个在广州数量最大，也最具有代表性的外籍商人群体，对广州传染病有何影响。

---

　　① 岳检宣、陈展鹏、白寿清：《广州口岸严控传染病入关》，载《国际商报》，2015 年 11 月 3 日第 B02 版。

　　② 许涛：《在华非洲族裔聚居区的类型、特征及其管理启示——以广州地区为例》，载《非洲研究》，2015 年第 2 期。

巧克力城——广州

非洲大陆是包容的，她哺育生命，孕育文明，她见证着新生，也目睹了消亡。在这里，大自然优胜劣汰的法则被演绎了一遍又一遍，正是在她的包容法则中，中国制造悄然打入非洲市场，进入非洲人民的生活中。非洲商人看准了物廉价美的中国制造在非洲的前景，越来越多的非洲商人来到中国"倒货"广州，因其包容性和"世界工厂"的美誉扬名在外，自然而然就成了非洲商人的不二之选。

其实早在20世纪90年代中期，在广州沙太路的服装市场上就有非洲商人出现，他们凭着商人敏锐的洞察力，率先发现了这一片充满机遇的土地。那个时候的中非贸易并不像今天这么兴盛，他们在广州短暂停留，采购完商品就离开广州，与当地居民并没有密切的接触。1998年，中国制造业迅速崛起，物美价廉的"中国制造"在非洲受到了热烈欢迎，于是非洲商人逐步将他们采购的重心向珠三角的广州转移。非洲商人为了使利益更大化，开始在商贸城周围租房居住，以便于长期在商贸城活动。2001年，中国加入世界贸易组织，从2002年到2007年，中非贸易增长了7倍，中国也成为非洲第二大贸易伙伴[1]。在这样的大时代背景下，非洲商人们在广州小北淘金路段的商贸城聚集，庞大的住房需求使这一地区的租金和物价上涨，自然而然和本土居民形成了冲突。市场这只看不见的手，神秘地操控着这片土地上的人员的进进出出。原本住在本地的居民迫于租金、物价的上涨慢慢搬离这一区域，越来越多的非洲商人被"遍地都是黄金"的传奇故事吸引而来。这一进一出，使非洲商人数量得到显著增长，兼具居住与商贸功能的聚集区由数目庞大的非洲商人聚集形成。当然，这样一个过程是缓慢地发展着的，于是形成了现在这样一个和谐的"巧克力城"[2][3]。

---

① 兰燕飞：《非洲商人的广州梦》，载《小康》，2010年第1期，第74—76页。

② 欧马尔：《中非贸易现状与发展趋势研究》（学位论文），武汉大学，2014年。

③ 许涛：《在华非洲族裔聚居区的类型、特征及其管理启示——以广州地区为例》，载《非洲研究》，2015年第2期。

潘多拉的魔盒——非洲

古往今来，非洲这片土地像是块璞玉，战事不断，总有来来往往的新面孔。人们被她神秘的召唤吸引，帝国列强争先恐后宣告主权。但她从未屈服于武力与反人类的残暴，她拥有抵御征服的原动力，有自己防御的武器，正如她的全名"阿非利加州"（阳光灼热的地方）所暗示的一样，阳光的丰腴，使她成为一个物饶之处，而她的武器就藏在她孕育的生命之中。蚊子、猩猩、果蝠，乃至于人类，这些生命似乎出于回报非洲养育恩情的原始本能，有意无意为保卫他们的母亲出了一份力，创造出了得天独厚的适宜病原体生长的栖身之所。而病毒就是非洲的强大武器之一，无论是登革病毒、基孔肯雅病毒、寨卡病毒、埃博拉病毒，还是 HIV[①]，每种病毒都有自己的特色和自己的绝招。而对病原体十分陌生的侵略者们，并没有免疫反应的记忆留存，故他们一旦发病，症状常常会更加严重。

陌生病毒与华夏大陆有着山山水水之隔，小小的病毒凭借一己之力很难跨越。贸易的日益增长、运输及通讯的拓展、非本土动植物引入日益增多，让这些原本不属于这片大陆的小东西们短时间内远道而来。非洲来往贸易的商人以及跨界分布的生物携带零星的病毒入境，可能就会使这种陌生的病毒在这片陌生的土地上大面积地扩散。

或许非洲在历史上的某一段时期曾是一个被遗忘的角落，一个被面纱遮掩的角落。但是，国际通商使非洲神秘面纱的一角被揭开，就像是潘多拉的魔盒被打开，各种病原体纷纷越出，而非洲商人在中非贸易与中非传染病传播中，都起着哪些重要的作用？让我们一探究竟。

疾病的帮凶——蚊子

热带雨林充沛的雨露、常年保持在 18℃ 以上的温度，得天独厚的条件使非洲成了蚊虫滋生的温床。寄生在蚊胃里的病毒们，也在非洲恣意四处游荡。

---

① 于涛：《肆虐非洲的传染病》，载《生命与灾害》，2014 年第 12 期，第 16—17 页。

由于交通工具的便捷，人们从一个地方到达另一个地方的时间越来越短暂，疫区与非疫区或许就仅仅相隔一个机舱门，这样的便利给我们口岸蚊媒疾病的防控带来了一定的挑战。中国的蚊媒疾病传入病例可不容小觑！广东2010—2014年蚊媒疾病非洲航线检出量就占了同期全部广东口岸输入性蚊媒传染病病例的50%[①]。虽然我们人为在海关筑起了一堵墙，但"偷渡"的病毒依旧通过了我们的层层关卡，潜入了我们的身边。

蚊媒疾病病毒不仅可以由处于潜伏期的患者偷偷携带入境，亦可以借助传播媒介搭乘着便车招摇入境，登革病毒、寨卡病毒、基孔肯雅病毒都是如此[②]。

一方面，在感染病毒后，人们并不会立刻出现症状，我们把出现症状之前的这一段时间称为潜伏期。以基孔肯雅热为例，感染了基孔肯雅病毒之后，通常病毒会在你的身体里潜伏3～7天。在这段时间里，他们忙碌地在你的身体里大量增殖。当他们达到了一定数量之后，你的体温才会开始升高，躯干、四肢、手掌和足底出现红色斑丘疹或猩红热样皮疹，有瘙痒感。也就是说潜伏期越长，从感染病毒到你发病的时间便越长，而在这期间被感染者由于没有症状，照常与其他人接触，因此传播疾病的可能性大大增加[③]。

如果一位非洲商人在来到中国之前不幸被蚊虫叮咬感染了基孔肯雅病毒，但由于基孔肯雅热3～7天的潜伏期，在进入中国大陆之前，他并没有任何症状表现出来，那我们口岸的红外体温监测与医学巡查就不能发现其有疑似传染病症状，也不能对其进行有效隔离。病毒就藏匿在人这个完美的容器里，逃过了一关，安全并且轻而易举地从一个洲跨越到另一个洲，来到广州这片沃土上。

这位非洲商人来到熟悉的广州淘金路街头，像往常一样和服装店老板讨价还价，购置商品，他身边的人暂时并不会受到他体内的病毒的威胁，

---

① 戴俊、张显光、洪烨等：《广州空港口岸非洲航班传染病输入风险研究》，载《中国国境卫生检疫杂志》，2015年第5期，第342—347页。

② 曹鑫：《国境口岸输入性虫媒传染病及媒介生物风险分析和风险管理系统研究》（学位论文），中国人民解放军军事医学科学院，2010年。

③ 李建东、李德新：《基孔肯雅热》，载《病毒学报》，2011年第27卷第4期，第372—377页。

因为基孔肯雅热是不会直接通过病人传播给健康人的，但若广州本土的蚊子恰好吸到了正值病毒血症的他的血液，那血液中的病毒便会欣欣鼓舞地在蚊子体内疯长，如果此地蚊子密度适宜，通过"人—蚊—人"这样的循环模式，这种陌生的病毒便会在一个新的大陆上播散开来。

另一方面，日渐兴起的贸易促使交通更加便捷，不仅仅是人类会乘坐飞机周游列国，病毒、蚊卵以及一些媒介的幼虫也常常搭了个便车，依附在轮船、商货等物体上来到异国他乡，开启一段新的旅程。如果能够适应当地的环境，那么它们就会形成一个新的分布区域。在过去50年，伊蚊借助一切工具，散布到各大洲，并且适应了大部分的环境，耀武扬威的它们似乎在向人们挑衅——作为没有合法护照的"偷渡者"，也能与人类肩并肩，屹立于七大洲。

非洲商人多在6—10月来到中国，彼时正是蚊媒疾病高发时期，天时地利人和的条件，使非洲商人自然成了重点关注对象。2010年，广东东莞基孔肯雅热的暴发便可能与此有关，基孔肯雅病毒并不是一种土生土长的病毒，奇怪的是，在当年疾病暴发人群之中，所有人都否认自己出过国，那么，幽灵一般的基孔肯雅病毒是否早就跟随着国际旅客等隐性感染者潜伏到了我们身边呢？

达摩克利斯之剑——难对付的传染病

霍金曾说："人类面临的最大威胁不是来自物理方面，而是生物方面，尽管撞击世贸大厦是可怕的，毕竟不会威胁到人类的生存。"而艾滋病病毒与埃博拉病毒这些可怕的小生物给人类带来的却是生存的巨大挑战。

联合国前秘书长安南曾说："艾滋病的危机不再仅仅是公共卫生或人道主义问题，它威胁到了世界上最贫困地区的经济和社会发展，而且对人的安全构成严重威胁。"无疑，艾滋病病毒在这场人类与生物之间的战役中占得先机。在全球化的背景下，艾滋病早已超越了个人，上升到全人类这个层面[①]。

---

① 黄景睿：《联合国秘书长在第十五届国际艾滋病大会上的讲话》，载《英语文摘》，2004年第9期，第8—12页。

艾滋病与非洲具有悠久的历史渊源，非洲孕育了它，免疫缺陷病毒（HIV）是从非洲猿类病毒进化而来。与此同时，非洲也是艾滋病流行最严重的地区，特别是撒哈拉沙漠以南。于中国而言，艾滋病病毒是一种输入性病毒。边界的开放在中国的艾滋病的传播中也起着一定的作用。根据2004年国境口岸外籍 HIV 感染者数据，总入境非洲籍人员中 HIV 感染者占的比例很高①。随着我国与非洲贸易的发展，越来越多的人来到中国淘金，HIV 感染者入境的机会越来越多，艾滋病犹如悬在人类头顶的一把达摩克利斯之剑，我们不能忽视。

查理德·雷斯顿在《热带》里说，"或许它为自己的利益操之过急，埃博拉病毒在10天内就做完了艾滋病10年才做完的事。"丝状的埃博拉病毒不断缠绕，形状宛如一个如意，但这种病毒并不称人心意。它会导致一种高度致死性、高度传染性的烈性出血热。1976年，埃博拉病毒被发现。但让它真正登上国际舞台，进入人们的视野还要数2013年西非埃博拉病毒疫情大暴发。在此之后，欧洲、北美也先后出现感染病例，虽然中国本土尚未出现过埃博拉病毒的踪影，但这被称为"非洲特产"的埃博拉病毒病早已成为关乎大众安危的国际传染病。

这时您可能会问，非洲商人如果在潜伏期进入关口，那不就会像蚊媒疾病一样传播疾病了吗？中国疾病预防控制中心病毒病所副所长董小平研究员说："埃博拉病毒传入我国的可能是有的，但在人与人之间的长期流行几乎没有可能。"这是为什么呢？

埃博拉病毒传入我国的途径主要有两种：一是埃博拉病毒藏匿于隐性感染者及处于潜伏期的病人体内悄悄踏入我国国门；二是通过引进国外动物从而将埃博拉病毒带入我国。

埃博拉病毒似乎是特别满意于它的特技，感染者发病时来势汹汹，高调炫耀着自己，丝毫不加以遮掩。由于它过于急迫地表现自己，感染了埃博拉病毒的商人或国际旅客因为明显的症状，很容易在海关被检测出来并隔离。与此同时，埃博拉病毒病主要是通过与感染者的体液、呕吐物亲密接触而感染。所以，好消息是潜伏期的患者并不具备传播病毒的能力。另外，我们从非洲进口的大猩猩等丛林动物只是局限于在动物园观赏，并不

---

① 张红兵、张琳：《2004 年中国国境口岸艾滋病流行病学分析》，载《中国国境卫生检疫杂志》，2005 年第 28 卷第 3 期，第 124—126 页。

会让它们在自然环境中生长，中国的果蝠也并不适宜埃博拉病毒的繁殖，所以埃博拉病毒在中国很难找到自然宿主[①]。

全球化的进程加速了疾病传播的速度，而非洲商人这个早已融入广东生活的特殊群体，作为中非传染病的特别载体，对广东的公共卫生作用不容忽视。"巧克力城"看似平和，实则暗波涌动。在混居区，很大一部分商人是合法的，但不乏有少数非法者。对一些非洲商人来说，旅游签证相对来说更容易申请，他们通常会选择先申请旅游签证，然后申请签证延期，但申请签证延期不仅要花费很大一笔费用，且在一些敏感时期十分困难。部分商人干脆置之不理，非法滞留，一旦感染上传染病便会比较麻烦，因为没有正式身份而怯于去正规医院就诊。这样的他们，给公众健康也带来了很大的威胁[②]。

非洲商人与广州的贸易往来只是国际通商的一个小小缩影，推而广之，于整个国际商客群体，涉及的病种更多，人员数目更多，牵涉的国家数目更多，利益也更加庞大。故加强政策研究和应急能力建设，加强对在粤国际商客这个特殊群体的管理，对疾病早发现、早防治，不仅可以保障国民以及入境商客的健康，也是保障国民经济发展的一大要素。

---

① 郭思远：《中国：离埃博拉病毒有多远?》，载《北京科技报》，2014 年 8 月 25 日第 022 版。

② 兰燕飞：《非洲商人的广州梦》，载《小康》，2010 年第 1 期，第 74—76 页。

说不清　理还乱

——野生动物消费与突发传染病

号称吃货的众多国人，说起美食可是头头是道，近年的《舌尖上的中国》又掀起了吃货绵绵不断的热情。说到吃，当然离不开肉了。而动物，正是为我们提供美味的肉食的主要来源。动物有养殖的和野生的之分，养殖动物作为餐桌上的"常驻大使"，已经不能够满足众多吃货对美食极致的追求，于是我们把好奇的小手伸向了野生动物。虽说"民以食为天"，但这里我们说的不仅仅和吃有关，还和很多野生动物制品有关。野生动物消费和人类突发传染病的关系千丝万缕，那就让我们来看看两者之间一些不得不说的故事吧。

一份特殊的菜单

在广东一家看似普通的饭店里，有这样一份特殊的菜单，菜色如下：极品野味煲、血炒饭、龙虎凤、红烧果子狸、靓蛇煲等。它们到底特殊在哪里呢？看它们使用的原材料就能明白。极品野味煲，原料为我国保护动物穿山甲；血炒饭，原料为穿山甲的血浸泡的大米；龙虎凤，原料为蛇、猫、野鸡；红烧果子狸，原料为同样是保护动物的果子狸；靓蛇煲的原料则是各种从自然界捕捉回来的蛇。显而易见，这些"美味"的原材料都是野生动物，甚至有些动物更是在保护动物之列。而吃，仅仅是野生动物消费的冰山一角。

野生动物的噩梦

中国幅员辽阔，地大物博，有着丰富的自然资源。野生动物作为一种珍贵的自然资源，和其他物种共同组成了瑰丽的自然景观。在茹毛饮血的远古时代，野生动物为我们祖先的繁衍生息做出了巨大的贡献，但与各种野生动物的密切接触、不卫生的生活条件以及未能完全烹饪熟透的食物等卫生隐患，也给我们的祖先带来了许多灾难。随着社会的发展，人类的饮食习惯逐渐发生转变，食物以养殖的动物和种植的农作物为主，更加卫生安全，但是经济的发达并没有带来思想境界的上升，我们当中有些人不仅没有怀着感恩的心还野生动物一片自由的天地，反而使用武器来迫害野生动物，野生动物的地位从过去能与人类分庭抗礼一下子沦落到了单方面被捕杀的水深火热之中。

如今的野生动物消费主要集中于以下几个方面。

（1）食用。对于珍馐美味的追求本是人之常情，但大多数食用野生动物的食客们却不是以满足味蕾为出发点。据调查，在广州市餐饮业市场上，每只野生大鲵（俗称娃娃鱼）重 3～5 千克，每千克 1 200 元。这样算下来，吃一只娃娃鱼要 5 000 元左右。如此昂贵的价格使食用野生动物成了一种带有炫耀意味的行为，一种身份尊贵的象征。请人去吃有面子，被邀请去吃有地位。在高利润的驱动下，大量的野生动物被摆上了餐桌。除了炫耀，更有人抱着"勇于尝试"的猎奇心理去品尝野生动物食品。殊不知，"好奇心害死猫"，许多医学上的疑难杂症就是这样开始了对人类的侵犯。

不过并不是所有人都那样虚荣和猎奇，他们就是单纯的爱吃，喜欢钻研吃的文化。在吃这方面，广东人造诣极高，广东省是天下美食爱好者云集之地。他们对于野味的嗜好确实超出了人们的想象。据统计，全国餐桌上的野生动物约有三分之一是在广东被吃掉的。2002 年 1 月由广东旅游出版社出版的《款款新式野味》一书中，把野味当作中华美食，所利用的野生动物种类之多令人咋舌。深圳平均每天吃掉野生动物 20 吨，多达 30 个种类。广州每天买卖交易蛇达 10 吨。2003 年 5 月 12 日，在广州白云机场仅一天时间里就从 3 个航班中查获偷运抵达广州的野生动物 1 000 多只。仅天津每月运抵广州的野猫达 2 万只。据 2003 年 6 月 21 日《信息时报》载，广州市白云区槎龙畜禽批发市场不顾国家三令五申，有人专门做蛇肉生意，每天宰杀 3 000 多条蛇，然后偷运到市区，以每千克 30 元卖给酒店。①

---

① 郭锡铎：《野味的消费行为及其对人体的危害》，载《肉类研究》，2003 年第 3 期，第 5—8 页。

正所谓"食在广州"，广东省的饮食文化丰富多样，征服了众多吃货的味蕾，但是食用野味确实不是一个好的饮食传统。当然这与广东省的发展历史和地理、气候条件都有密不可分的联系。逐渐摒弃这种饮食习惯还需要各方面的努力和社会全体人员认知的提升。

（2）药用。广东地区在秋末冬初素来有吃野味进补的习俗。"猴脑益智""龟蛇延寿""羚羊壮骨"这样的说法在广东非常流行。所以很多野生动物制品获得了保健药材的"荣誉称号"，被制作成药物出现在药店中。但其实野生动物并没有特殊的药用价值，其携带的病原体还有可能成为多种罕见疾病的元凶。野生动物制品不仅无保健作用，还会有潜在的毒性，不仅无法"治病"，反而会"致病"。

（3）服装。不知道大家对于曾经的春晚小品中宋丹丹扮演的"白云大妈"是否有印象，她为了上节目而租用貂皮大衣的举动着实让人捧腹。但实际上，这是野生动物消费市场的另一个缩影。在我国的北方地区，貂皮大衣一件动辄万元以上，加工精细的大衣则更加昂贵。而为了制作皮毛光亮、成色上好的大衣，出售貂皮的商户必须在雪貂活着的状态下剥皮。这种残忍的行为，在利益的驱动下每天都在发生。在寒冷的冬天里，当人们穿上洁白的大衣保持温暖时，倒在血泊中的雪貂身体却在逐渐冰冷。

（4）收藏和观赏。洁白的象牙如完美的新月，拥有一套象牙制品作为收藏品，象征着品味，象征着财富，象征着身份。但你看不到的是那弯新月下野生大象为了逃避猎枪狂奔逃窜的身影。相信很多读者都看过一幅宣传海报，小象兴奋地和大象说道："妈妈，我长牙了！"大象妈妈沉默不语，夕阳将它们的身影拉得很长很长。象妈妈不敢为孩子的成长而欣喜，因为它很清楚这份成长可能要付出的代价是什么，孩子将来可能要面对的，是偷猎者的猎枪，是人类内心的贪婪和无止境的欲望。

全世界范围内疯狂的走私偷猎给野生动物的保护造成了极大威胁。其中巨大的利润是不法分子蠢蠢欲动、铤而走险的最大驱动力。据保守估计，目前世界上每年非法的野生动物、濒危动物贸易额为50亿～90亿美元，其中走私珍稀、濒危动物达20亿～30亿美元。走私野生动物制品中以象牙、麝香、虎骨、犀牛角最为严重，成为毒品、军火之后的第三大走私活动。① 其中，广东更是扮演了一个非常重要的角色。广东不仅是众多野生动物制品远销海外的源头，也是国内外的野生动物制品交易的枢纽。

无声的报复

2003 年，一场噩梦在悄无声息中拉开了序幕。而当它挥动起死神的镰刀夺走了大量鲜活的生命后，我们甚至无法揭开它神秘的面纱，只能在巨大的恐慌中束手就擒。在科学家的不懈努力下，我们终于看清了死神的真面目——严重急性呼吸综合征（SARS）冠状病毒。从 2002 年 11 月 16 日广东省出现第一例 SARS 开始，到 2003 年 7 月 5 日 SARS 流行了近 8 个月，截至 2003 年 8 月 7 日，全球累计报告发病 8 422 例，死亡 916 例，疫情波及 29 个国家。其中，我国共报告 SARS 病人 7 748 例，死亡 829 人，分别占全球总数的 92.00% 和 90.50%。② 这场浩劫，造成直接经济损失 500 亿元，整体经济损失超过 1 500 亿元，给我国的经济带来了沉重的打击。由于在果子狸、猴、蛇等动物中检出了此病毒，在野生动物经营者的血清中也检出了 SARS 病毒抗体，因此，SARS 在中国如此大张旗鼓地兴风作浪很可能与人类嗜食野生动物相关。

另一个例子是骇人听闻的禽流感。据统计，自 1997 年在我国香港首次发现 H5N1 亚型禽流感病毒能够直接感染人类后，一直到 2017 年有十多个国家和地区确诊人感染禽流感病毒病例，共计 846 例，其中死亡 449 例，病死率达 53.07%。③

这就是动物无声的反抗，也是大自然对人类违反自然法则的行为的惩罚。不仅仅是 SARS、禽流感，还有很多烈性突发的传染病也和野生动物有关，如麻疹、艾滋病、新城疫、鼠疫、口蹄疫、狂犬病、尼巴病、猴天

---

① 马建章、高继宏、高中信：《世界野生动物管理现状》，载《世界林业研究》，1996 年第 5 期，第 31—36 页。

② 毕振强、赵仲堂：《SARS 的流行病学特征》，载《中华疾病控制杂志》，2004 年第 8 卷第 2 期，第 148—151 页。

③ 陈晨、熊莹喆、汪赛等：《禽流感病毒快速检测方法研究进展》，载《病毒学报》，2018 年第 34 卷第 4 期，第 610—616 页。

花病、西尼罗河热、登革热、结核病、甲型 H1N1 流感等。① 也许对这其中很多的疾病读者们感到很陌生，但它们都是令人畏惧的死神。得势之时，会残忍地挥起镰刀，在苍茫的人世间收割许多鲜活的生命。

　　人类与动物间传染病流行的历史可追溯到遥远的 19 世纪。随着人类探索世界的脚步越来越快，传染病的传播速度也越来越快。比如致病性极高的麻疹病毒是在 1889 年被带入了非洲这片新的疆域，这种人兽共患病在 10 年内跑了近 5 000 千米，在 1897 年让战争的火苗蔓延到了好望角，导致肯尼亚 90% 以上的野牛死亡。② 野牛的大量死亡，引发以野牛为食的肉食性动物数目减少。舌蝇也以野牛的尸体为食，长此以往，野牛数目的减少引起了舌蝇数目的锐减。当地的食物链被硬生生扯断了好几环。食物链的完整对于生态平衡是非常重要的，为了重建一条新的、完整的食物链需要自然界多年的精心修补。由此可见，野生动物突发传染病不仅对于人类来说是一个措手不及的打击，也会给生态环境的平衡造成巨大的破坏。

　　艾滋病，这可怕的疾病，在经过或长或短的无症状期进入艾滋病期后，如若不进行治疗一般寿命仅 1.5 年。在漫长的病程中，尤其在出现相关症状后，病人要忍受发热、腹泻，以及神经系统、消化系统及呼吸系统损伤的折磨，晚期出现痴呆、瘫痪、呼吸困难、消化吸收功能障碍、肝肾功能衰竭等症状，让病人苦不堪言。艾滋病不仅对患者的健康造成了毁灭性的打击，也对患者的心理、家庭和社会关系造成了极大的伤害。很难想象，这可怕的噩梦也是从野生动物身上传来。根据目前得到广泛认可的"猎人理论"，在旧时食物匮乏时，猎人猎杀黑猩猩和乌色白眉猴为食。猎杀过程中，猎物的血液内的艾滋病病毒通过猎人破损的伤口进入其血液中，开始了对人类健康的侵犯。

　　类似的例子还有很多，但源于野生动物的突发传染病对人类的伤害至今仍在继续。面对这些新发传染病，人类在第一时间往往手足无措，要知道，人类一直生活在微生物的世界之中，我们的医疗预防技术永远是赶不上病原体变异的速度的，但人类猎杀野生动物的做法无疑是在加快野生动

　　① 周凯、何宏轩：《野生动物疾病延绵不绝》，载《生命世界》，2009 年第 10 期，第 42—47 页。

　　② 方顺丽、伦照荣：《野生动物和禽畜的新现传染病对人类健康和生物多样性的威胁》，载《热带医学杂志》，2004 年第 4 卷第 1 期，第 1—9 页。

物传染病向人类社会进攻的步伐。这世界中任何一个物种都是平衡的天平中的一个砝码，当天平失去平衡而逐渐倾斜时，人类也难逃从天平上坠落的命运。

你从哪里来

可能有的读者会觉得奇怪，为何存在于野生动物身上的疾病会对人类造成如此大的威胁？也就是说，野生动物传染病到底通过什么媒介闯入了人类社会？其实野生动物，尤其是温血动物本身就是一个巨大的病原体库，以 SARS 为例，SARS 病毒本来就存在于大自然中，但仅寄生于动物体内，并能与宿主共存，相安无事。但有些人有喜吃野生动物的恶习，在宰杀或生吃某种野生动物时，使原本仅寄生于动物身上的 SARS 病毒，传播到了人身上。由于人类对该病毒完全没有免疫力，SARS 病毒进入人体后显示出了极高的致病性和传染性。

当然，如果人类不过分地介入野生动物的生物圈，就不会为死神铺平道路。然而，巨大的利润、歪曲的消费心理以及飞速发展的经济在一点一点地吞噬野生动物的栖息地。野生动物栖息地的面积减小，因此种群密度加大，为动物传染病的传播大开方便之门。丧失家园的动物们不得不迁徙以寻找新家，而迁徙的过程更加速了传染病的传播。另外，人类发展的触角逐渐伸入了从前我们的祖先不可能到达的地方，我们打破了地理的限制，也打破了自然给人类的保护屏障。大量新发的、突发的传染病出现在人们面前，夺走了生命的同时，也给人类留下了惨痛的教训。

因此，我们不难得出一个非常令人沮丧的结论：带来野生动物传染病的不是别人，正是人类自己，是人类为其铺就了侵略的道路。

痛定思痛

人类之所以能够站在食物链的顶端，其区别于其他动物的伟大之处就在于反思。尽管人类犯了错误，但面对现今如此可怕的野生动物突发传染病，只要我们勤于自省、及时收手，就能够阻止悲剧的重演。那么，我们能够做些什么呢？

（1）"没有买卖就没有杀害"。如今，野生动物消费市场的巨大利润驱使很多不法分子不惜铤而走险，牟取暴利。因此要加大惩治力度，让偷猎者看到，他们必须要为这份暴利付出更为惨痛的代价。在这方面，我国各个地区都取得了巨大的进步，各个执法机构与动物保护组织和群众举报者密切合作，破获了多起重大动物走私案件。只有各个机构合作，才能让不法分子无处遁形，难逃恢恢天网。

（2）树立正确消费观。世上的珍馐千千万万，然而，口腹之欲满足不了心灵的空虚；好看的皮囊千篇一律，有趣的灵魂万里挑一；真正的尊贵不在于橱窗中的象牙，而是历经岁月的洗礼后气质的沉淀。树立正确的消费观，以简朴务实为荣，以攀比奢侈为耻。这需要社会各界包括教育、媒体等的合作和宣传。当爱护自然，爱护野生动物的观念深入人心，我们自然不会再有对野生动物的不合理需求。另外，加强科普也是保护野生动物的一大措施，野生动物食品并没有明确的滋补作用，还有很大的致病风险，了解了这些后，面对所谓的"药膳"，人们可能需要多思考一下了。

共建美好未来

野生动物是人类珍贵的资源，有了它们，才有了丰富多彩的大自然；有了它们，大自然才能处于平衡状态。因此，保护它们就是保护人类自己。还给野生动物一份属于它们的天地，是对自然的敬畏，大自然也会给人类相应的保护，让野生动物传染病无法再伤害人类分毫。

在全球健康的大背景下，我们也要清楚地认识到，野生动物传染病已经不再被地理位置所局限。全球各国都应该加强对已知病原体的监控和对目前未知病原体的研究。要从个体、群体乃至环境的层面入手，对关于宿主——寄生生物系统的生态学、病原学和群体生物学进行调查研究。这些举措要求我们有把控全局的能力，有"大局观"。

面对动物疾病、气候环境的改变或恶化，我们人类不可能独善其身。通过野生动物传播给人类的疾病，可引发全球公共卫生危机。面对野生动物传染病，农业部门、兽医部门、野生动物部门等多个部门应精诚合作，建立应对突发状况的完善制度。希望有一天，我们能够在与野生动物和谐相处，共享同一片蓝天的同时，不再被野生动物突发传染病所威胁，为野生动物和突发传染病之间的故事，画上一个完美的句号。